U0189315

犀照 · 意解心开

案頭書
DESK BOOK

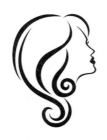

闻香识女人

诺贝尔生理学或医学奖
与人类文化

（第一辑）

宋立新　张田勘　著

中国科学技术出版社
·北 京·

闻香择伴侣

有一定的科学原理和基础

但要完美的解释还需要研究

选择伴侣是复杂的

婚姻和爱情也是复杂的

仅靠气味而一闻定终身是不可能的

目录

序

诺贝尔奖文化与两种文化

从诺贝尔奖评选和颁发的100多年历史来看，诺贝尔奖总体上是一种文化。文化的概念和使用已经有些泛滥成灾，比如，关于文化的定义已经有上千条，以至一提文化要么让人头痛，要么让人不知所云。不过，这里所说的文化有比较明确的含义。其一，文化是人类在历史进程中所创造的物质财富与精神财富的总和，尤其指精神财富；其二，文化是人们在长期的历史积淀中形成的相对稳定的行为模式。

毫无疑问，上述两个概念都比较大，或许有大而无当之嫌，但总算有一定的界线而胜过泛泛而谈。如果以诺贝尔奖文化为例，可能会对文化的理解更为明确、具体和生动。

诺贝尔奖文化和它散发的吸引人的芬芳包含两个方面。一是诺贝尔奖奖励的内容、对象，二是诺贝尔奖颁奖自身，包括遴选和评奖过程，评奖标准、理由和方式，价值取向，甚至颁奖仪式。显而易见，诺贝尔奖文化的第一个方面指的是人类的物质和精神财富的结晶，尤其是后者，更属于人类精神财富中的经典与瑰宝。而第二个方面则是指诺贝尔奖从设立、评选和颁发以来所形成的一以贯之并相对完整和稳定的评奖标准、操作和行为模式以及价值取向。

不过，诺贝尔奖文化还可以用另外的方式和角度来理解。如果以时尚和学界主流认可的理念来诠释，诺贝尔奖文化既是科学文化，也是人文文化，也可以是科学文化和人文文化相结合的第三种文化。尤其是当我们在为第三种文化找不到确切的定义和内容时，诺贝尔奖文化可能是对第三种文化比较贴切和恰当的解释。

英国物理学家和作家斯诺(C.P.Snow)在其《两种文化和科学革命》(1959年)和《再看两种文化》(1964年)两书中提出了人类的第三种文化概念，即科学文化与人文文化的结合将产生第三种文化。不过，同样是在1964年，美国人布罗克曼(J.Brockman)出版了《第三种文化：洞察世界的新途径》一书，但该书对第三种文化的解释仍属于科学文化的范畴，因而有别于斯诺的解释。

虽然在如何解释第三种文化上存在分歧，但是，我们不是要寻求精确的答案或认定哪一种解释更好与更正确，而是要解释诺贝尔奖文化，所以如果以科学文化与人文文化的结合来解释第三种文化，那么，实际上诺贝尔奖文化在某种程度上就比较符合这一概念或定义，因为它反映的是科学精神和人文（人道）精神以及这两种精神的融合。

诺贝尔奖文化最鲜明和一以贯之的特征之一是科学文化，它所选择和表彰的科学成果都代表着人类科学技术和知识发现的结晶，是被实践长期检验过的真理，因而最大程度地体现了真实与客观。这样的真实和客观不仅反映着真理的光辉和智慧的力量，同时这些客观的知识和发现也极大地造福了人类和推动了社会的发展，并改变了历史的进程。

然而，诺贝尔奖文化也是随着现实和历史的变化而改变的，在诺贝尔奖颁发的100多年历史中，20世纪上半叶与下半叶，尤其是与21世纪的近几年相比，这种文化上的改变明显而稳定。过去诺贝尔奖的选择一般都局限于一个学科的发现，因此反映的是各个学科之间的单打独斗，这反映了科学刚刚开始发展时的现实，在学科耕耘上，在不毛之地，只要稍用一点工夫和多洒一些汗水，就可能创造成果，获得发现和发明，并赢得诺贝尔奖。

　　但是，在今天诺贝尔奖的选择大都放在了多学科结合所产生的成果上。当然，与其说是诺贝尔奖选择了多学科成就，不如说是多学科的交叉与结合更容易出成果，因而这种成果的绚丽光芒和实用价值更吸引诺贝尔奖。例如，2003年的诺贝尔生理学或医学授予的是磁共振成像技术，其实就是物理学与生物医学的结缘，被视为物理学反串或拓宽了医学。

　　2003年的诺贝尔化学奖授予了对细胞膜通道的发现，这实质上是化学与生物医学的结合，也即生物化学的内容。2003年诺贝尔物理学奖虽然授予的是在超导体和超流体理论上做出的开创性贡献，但是这些成果也与生物医学有千丝万缕的联系，比如目前，超导体材料被广泛应用于磁共振成像和粒子加速器等领域。

　　还有，一个显而易见的常识是，经济学研究需要数学的方法或要以数学为基础，2003年的诺贝尔经济学奖授予的正是获奖者发明的新的统计方法，以此来处理经济时间数列中两个关键属性：随时间变化的易变性和非稳定性。更有说服力的是2002年的诺贝尔经济学奖，遴选的是心理学与经济学结合研究所得的成果，把认知心理学应用到经济学研究，发现了人的决策的不稳定性，即经济行为中的非理性行为。

说实话，这一成果不仅是多学科交融的结果，而且从根本上改变了人们对心理学的看法，并挽救了心理学的衰落地位，因为心理学并非仅仅可以疗治心理疾病，而且可以帮助人们解决生活中的许许多多实际问题。在2002年之前美国国会科学委员会宣布，政府将大幅度削减行为科学(属于心理学范畴)的研究经费，之后英国医学研究会也宣布，英国现存的三个心理学研究中心之一的心理学研究中心——位于伦敦大学学院的认知发育研究所也将关闭。也许2002年的诺贝尔经济学奖颁发后，能从某种程度挽救心理学。

　　尽管由于文化、审美观念、意识形态和政治倾向的不同而使得诺贝尔文学奖和和平奖受到一些批评，相当多的人也认为在这些奖项中或多或少地掺杂了民族甚至文化的偏见与歧视，但是所有人，无论其文化与风俗多么迥然相异，政治观点和意识形态多么尖锐对立，都不得不承认诺贝尔奖在这两个奖项上的独特的诺贝尔奖文化特征和本质，即它通过遴选、评奖和颁奖向全球一次又一次地表达和呼吁关怀人、尊重人、维护人的尊严和权利，极力宣扬人权的神圣不可侵犯，尤其是对下层人、弱小阶层的关心保护既是诺贝尔和平奖与文学奖所重视和表彰的内容，也是诺贝尔奖长期以来的价值取向，因而形成了诺贝尔奖文化的独特内涵与品位，这种内涵也正是人类长期以来所提倡和推崇的人文文化(精神)的本质。

　　这种价值和文化观可以用叔本华的一句话来概括：我们决不摒弃任何人，只要这个人是大自然安排和产生的作品。2003年诺贝尔和平奖授予伊朗妇女希林·伊巴迪，以表彰她为民主和人权，特别是为妇女和儿童的权益所做出的努力。诺贝尔和平奖委员会认为，伊巴迪在保护基本人权方面做出了贡献。伊巴迪本人则认为，如果妇女和儿童的权益得不到尊重，任何社会都称不上是一个文明社会。她坚持伊斯兰教与基本人权没有冲突，世界上不同的文化与宗教应展开对话，反对采取暴力行为。

诺贝尔奖文化的这种价值取向是一贯的，1979年特蕾莎修女的获奖更是这种价值取向的感人而生动的典范。一个小小的事件就可以明了特蕾莎为什么能获奖，也更能理解诺贝尔奖所认可、支持和赞赏并推崇的价值取向和人文精神。

那是一天的下午，在印度加尔各答的一个没有封盖的臭水沟里，特蕾莎修女发现了一名奄奄一息的老人，又脏又臭，行人都惟恐避之不及，但只有一位"天使"走近了他，这就是特蕾莎修女。她把他慢慢地扶起来，为他一点点地清洗，一处处按摩，换上干净衣裳，然后端来饭菜一口一口地喂他。由于老人极度虚弱，整个过程整整持续了3个多小时。

特蕾莎的关爱并没能挽留住老人的生命，在余晖里和渐渐升起的暮霭中，被特蕾莎握着手的老人感激涕零地说："修女，我活着像只没有人理睬的动物，但却死得像天使一般！"尽管特蕾莎没能挽留住老人的生命，但却在他临终时给予了他最大的心理慰藉和关怀，让他感到自己像天使一样，哪怕这种感觉只有几个小时甚至几分钟！特蕾莎的这种行为已经数不清有多少次了，出生于塞尔维亚的她为了第三世界的穷人，多年来一直在印度帮助和挽救那些无衣无食的流浪者和穷人，至少让几千名这样的流浪汉获得新生或幸福地离开人世。

所以，诺贝尔和平奖评选委员会在为特蕾莎修女颁奖时，以极其感人、诚恳和质朴的语言向全世界宣布：她(特蕾莎修女)的事业有一个重要的特点：尊重人的个性，尊重人的天赋价值。那些最孤独的人、处境最悲惨的人，得到了她真诚的关怀和照料。这种情操发自她对人的尊重，完全没有居高临下的姿态。

同样感人肺腑的是特蕾莎修女的答谢词，她既对自己所处的这个人类世界做出了入木三分的剖析，又对自己的行为原则做了诚实的解释：这项荣誉，我个人不配领受。今天，我来接受这奖项，是代表世界上的穷人、病人和孤独的人。……我既不说，也不讲，只是做。人类缺少爱心是导致世界贫穷的原因，而贫穷则是我们拒绝跟别人分享的结果！

没有人会对特蕾莎、伊巴迪的获奖持异议，更没有人不会为特蕾莎、伊巴迪的人道精神和人文关怀所感动，也断然不会有人可以否认诺贝尔奖所反映出的对个人权利的尊重和对弱小者关怀的价值观。诺贝尔奖文化的内涵还可以从下面一长串获得诺贝尔和平奖的女性名单中体现出来：1997年，国际禁雷运动协调员朱迪·威廉姆斯；1992年，危地马拉人权领袖吉戈贝塔·门楚；1991年，正在关押当中的缅甸反对党领袖昂山素季；1982年，瑞典裁军部长阿尔瓦·梅尔达尔；1976年，旨在结束北爱尔兰宗教暴力的"和平人士社团"领导人贝蒂·威廉姆斯和马里德·科里甘；1946年，美国和平主义者、和平与自由妇女国际联盟名誉国际主席埃米利·格林·巴尔奇；1931年，在芝加哥为穷人安排社会工作的美国慈善家、和平与自由妇女国际联盟国际主席简·亚当斯；1905年，写了以反战为主题的《放下武器》一书的奥地利女男爵、国际和平署荣誉主席伯萨·苏特纳。

如果诺贝尔奖所倡导的人文(人道)精神能深入人心并成为人们的生活指南之一，现实世界的面貌将会极大改观。

笔者无法完全证明诺贝奖文化从属于或充实和扩展了第三种文化，即科学文化与人文文化的结合，但是诺贝尔奖文化中所潜藏和喻意的很多事件却透露了它具有第三种文化的萌芽、本质和内涵。当然，这不仅仅是从表面看，诺贝尔奖既张扬科学文化，又表彰人文文化和人道精神，而是这两种文化的有机整合。

斯诺在《两种文化》中写道，文学知识分子在一极，而在另一极的是科学家，其中最具代表性的是数学家和物理学家。在这两极之间横躺着一条充满互不理解的鸿沟。解决的办法就是重新审视我们的教育……在美国的耶鲁大学、普林斯顿大学和加州大学，世界级的科学家给非科学专业的学生上课；在麻省理工学院和加州理工大学，理科学生接受严肃的人文教育。

其实，斯诺的这种在两种文化之间搭起桥梁的解决办法早就被诺贝尔奖所承认了，因为它授予的许多发现和成果都是由受到这两种文化交叉熏陶的人所创造出来的。也即是说，生活与科学研究早就提示和说明了两种文化必然结合的趋势和结合后所能产生的惊人力量和丰硕成果。

诺贝尔奖获得者自身就是T型人才的结合，他们并非只是对某一专业精通，而是在精通的基础上兼顾其他学科，或者是在多学科的基础上加深发展某一学科，尤其是文理的结合，因此他们是"宽广的人"的楷模。获得2003年诺贝尔和平奖的希林·伊巴迪，既是律师、法官、演讲家，又是作家和社会活动家。

2003年诺贝尔物理学获得者之一、拥有英国和美国双重国籍的科学家安东尼·莱格特在谈到他的学术道路时说，他最先感兴趣的是古典文学，当时的他并无意从事物理这个可能给他带来荣誉的学科。他的第一个学士学位是古典文学，后来才拿到了第二个学位——物理学学士。当问及学习古典文学的经历有无帮助他在科学上的建树时，莱格特说："哲学让我对世界有了新的看法。"

2000年诺贝尔物理奖获得者之一、美国的赫伯特·克勒默也说，"我一直很喜欢哲学，我在学生时代修了很多哲学的课。"莱格特与克勒默的经历便是对第三种文化的极好诠释。这样的例子在诺贝尔奖获得者中举不胜举，因此是一种必然和稳定的行为模式。

另一方面，顺理成章地，当各个学科，不仅仅是自然科学也包括人文和社会科学方面的知识使得人变得渊博起来时，人们探索的领域也必然会变得宽广和深厚，在两个和多个学科的交叉点和结合部就会比较容易地获得成果，发现前人未曾发现的东西。这在诺贝尔奖中也是不胜枚举了，比如，如果没有物理化学家弗兰克林利用物理化学知识在研究中获得在不同温度下的DNA的X射线衍射图，沃森和克里克是难以发现DNA双螺旋结构的。

诺贝尔奖文化可以作为第三种文化来解释的原因还在于，它所颁发的奖项越来越需要多学科知识和技术的结合，因此给人类一种自然的哲学提示，它反映的是人类知识的分久必合和合久必分的循环原理，但每一次循环都比原来意义上提高了一个层级。在远古时代，人类知识没有分科，都统归为哲学。只是到后来，人类的探索越来越多和深入，各种分门别类的学科才一一从哲学中分离出来，但在思维和指导方法上仍然离不开哲学这个母体。所以在西方无论什么样的学科都以拿哲学博士为最高荣誉。

今天，诺贝尔奖有很多都颁发给了多学科交叉结出的硕果，说明多学科的结合成为多出成果和出大成果的理想通途，因此分久的学科现在又在开始融合，比如生物化学、生态经济学、科学文化、心理哲学等。所以，曾先主修英国文学后来改学化学，并因此而获得1983年诺贝尔化学奖的亨利·陶布感慨地说："很难理解，一些从事社会科学的人以不懂自然科学为荣！"

尽管陶布获得了诺贝尔化学奖，但仍然为自己没有获得更多的第三种文化，即科学文化与人文文化的熏陶而遗憾："作为一个选择文科的人，我为无法再系统地去学习一门自然科学而感到遗憾，我也知道从此对生命的理解将缺少一个理性的层面和科学的深度。"

生活的需求和诺贝尔奖文化的推动，必然会使第三种文化在今后成为人类的选择和历史发展的方向。

尽管本书介绍的是诺贝尔生理学或医学奖，但不可避免地会涉及其他诺贝尔奖项，即除诺贝尔生理学或医学奖之外的物理、化学、文学、和平和经济学奖，而且把它们当作整体的诺贝尔奖文化来看待。

因此，在本书的评论部分会涉及各项诺贝尔奖的内容和某些事件。由于20世纪的诺贝尔奖已多有描述和研究，本书所介绍的是21世纪的诺贝尔生理学或医学奖，即从2000年起。由于本书的视角是把生理学和医学当作与社会学交叉的学科，并且将其当作一种文化来看待，因此，在生理学或医学奖外，各年度涉及其他奖项的有关文化的方方面面的内容也在介绍之列，并且也或多或少涉及诺贝尔奖100多年的历史。

第一章

神经驿道上的秘密信使

人为什么会有喜怒哀乐？

为什么能思维？

为什么会有不同的行为举止？

为什么会走、跑、跳？

为什么会有各种复杂古怪的表情？

2000年的诺贝尔生理学或医学奖授予了瑞典的阿尔维德·卡尔松(Arvid Carlsson, 1923年出生于瑞典的乌普萨拉)、美国的保罗·格林加德(Paul Greengard, 1925年出生于美国纽约)和埃里克·坎德尔(Eric Kandel, 1929年出生于奥地利维也纳,现为美国国籍),获奖的理由是,他们发现了"神经系统中信号相互传递"的奥秘。其实,这就是人类或高级生物神经系统中的信使对神经信号的有效传递机制。

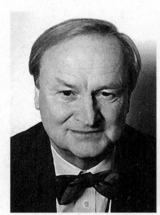 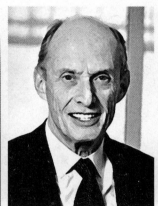 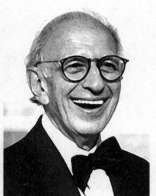

阿尔维德·卡尔松　　　　保罗·格林加德　　　　埃里克·坎德尔

图片摄影均为蒙坦 (U. Montan)

神经信号和传递

各种各样的神经信号

人为什么会有喜怒哀乐？为什么能分析、判断和推理？为什么会有不同的行为举止？为什么会走、跑、跳？为什么会有各种复杂古怪的表情？所有这一切可能都会得到一个简单而笼统的答案，因为人的大脑和神经系统指挥着人的一切行为与情感活动。但是大脑和神经是通过什么样的方式和机制指挥着人们的行为、情感和思维的呢？这在神经科学还没有充分开展以前人们是一无所知或知之甚少。

在早期的研究中，有些研究人员认为大脑的神经细胞(又叫神经元)之间以及神经元与肌肉细胞之间肯定是有什么有效的信息传递作为纽带，联系和指挥着人的行为、产生和传递着人的情感与思维。早在1900年，谢林顿(Sherrington)就把神经元之间的连接处称为突触(synapse)，由突触前膜、突触间隙和突触后膜组成。人的大脑中约有1000亿个神经元，由树突、胞体和轴突组成。一个神经元的轴突与另一个神经元的树突之间的结合部位就叫突触。神经细胞就是通过这样的接触感受和接收来自其他神经细胞的信息，并经过自己的整合和加工传递给其他的神经细胞。

后来的研究表明，神经细胞之间的信息传播是通过生物电流的电脉冲形式传递的，但是电脉冲的实质是不是就是神经信号或信息的本质传播呢？1921年洛尹(Loewi)用双蛙心灌注实验解开了细胞间信息传递的本质之谜。他用电刺激第一只青蛙心脏的迷走神经，这只青蛙的心跳变慢了。同时又将第一个蛙心的灌流液注入第二只青蛙心脏中，结果也引起了第二只蛙心的搏动减慢，这说明信息传递的本质是化学物质。于是研究人员把这些担任信息传递任务的化学元素和物质称为神经递质。

从那时起研究人员发现神经细胞之间和神经细胞与肌细胞之间的神经递质有许多种。从1936年戴尔(Dale)发现神经递质乙酰胆碱起，研究人员陆续发现了、多巴胺、谷氨酸、5-羟色胺、γ-氨基丁酸等几十种神经递质。正是因为神经递质的不同，神经细胞之间传递的信息才迥然不同，因而可以整合、加工和传递不同的信息，使人产生不同的行为、情感和思维，而且这些神经递质在大脑不同部位内的浓度高低、传递过程的快与慢、传递的多与少等都影响着人们的思维、情感和行为方式，而且在认知、语言方面都起到重要作用。

慢突触传递和多巴胺对行为的控制

实际上3位科学家的获奖是因为他们发现了神经细胞间的慢突触(慢神经信息)传递原理。神经细胞间的递质传递通常可以起到两种形式的信号传导作用，一种是快信息传导、另一种是慢信息传导。

研究发现，神经递质通过突触前膜释放到突触间隙，再扩散至突触后膜并与相应的受体结合，使受体通道开放，产生突触后电位。如果突触通道中的钠或钙离子升高，则称为去极化，也即产生兴奋性突触后电位；如果钾离子或氯离子增高，则突触后膜超级化，不容易兴奋，也称为抑制性突触后电位。这两种情况都是在1毫秒内完成信息传递的，所以称为快突触（快神经信息）传递。

另一方面，神经递质与突触后膜一些受体结合后并不是马上引起膜电位的变化，而是产生一系列生物化学反应，并由这些反应产生活性分子来传递信息，因此时间慢一些，通常是以秒计，而且造成的行为、情感、思维和精神状态可以持续几分钟至几小时，所以称为慢突触(慢信息)传递。3位获奖者的工作正是在慢神经信息方面取得了重大成就，而且他们的工作相互之间既有联系，又各自有独特的东西。

瑞典的卡尔松的成就是在多巴胺的研究方面。早在20世纪50年代卡尔松就通过一系列实验发现，多巴胺与受体结合后调控着包括控制人的行为在内的大脑的许多活动。位于大脑基底神经节上的多巴胺在控制人的行为方面具有重要的作用。如果多巴胺不足或明显缺乏，就会造成行为迟缓、呆滞、肌肉僵硬、震颤和行动能力下降，例如帕金森病患者就是这样，因为他们的基底神经节中含有多巴胺的神经细胞已经死亡，而且多巴胺和不足还会改变精神和情绪状态，例如抑郁、闷闷不乐。相反，如果多巴胺过多，则会使人动作过快、手舞足蹈、精神亢奋、幻想、躁狂，控制不住自己的行为，甚至患精神分裂症。

卡尔松的研究让人们明白了对精神病和帕金森病治疗的原理。由于大脑内多巴胺过多，引起了人的幻想，产生精神分裂，如果利用利血平治疗则会取得效果。因为利血平是一种天然生物碱，它能够减少储存于突触前膜中的多巴胺。而对病人服用左旋多巴(L-DOPA)则可以治疗帕金森病，因为左旋多巴是多巴胺的前体，在大脑中可以转化为多巴胺。

第二信使和记忆之谜

卡尔松的研究固然弄清了诸如多巴胺这样的神经递质在脑细胞间所起的信息传递作用，但是其深层的详细机制即慢信息(慢突触)传递原理则由格林加德深化发展了。格林加德承认，他的研究受惠于卡尔松。他之所以要研究多巴胺作为神经递质在传递信息中的作用，是因为抗精神病药物的作用是通过阻止多巴胺的信号而起作用的。

格林加德在研究中发现，多巴胺发挥作用是因为多巴胺刺激细胞膜上的受体，这时细胞内会产生大量的第二信使环磷酸腺苷(cAMP)。由于cAMP是一种激活酶，它能活化蛋白激酶A，后者能把磷酸根结合到神经细胞和其他蛋白质分子上去，从而改变蛋白质的结构和功能。这一过程又称为跨膜信息传导。蛋白质磷酸化的结果是影响到神经细胞膜上的离子通道。不同的神经细胞的离子通道是不同的，而且神经细胞在执行不同的功能时离子通道也是不同的。如果某一特定的离子通道受到蛋白质磷酸化的影响，会改变神经细胞的兴奋性和突触传递电脉冲的效果。

格林加德的研究证明，慢突触传递是通过蛋白质的磷酸化和去磷酸化实现的。所谓磷酸化就是磷酸根结合到蛋白质上去，去磷酸化则是磷酸根从蛋白质分子上去掉。磷酸化一是可以调节离子通道开关的大小和快慢，二是能控制神经递质释放的快慢，三是磷酸化可以改变细胞内某些酶和调控分子的活性，从而影响细胞的各种功能。此外格林加德还发现，一种叫作DARPP-32的蛋白能起到调控许多蛋白质磷酸化的作用，而且通过DARPP-32的调控，慢突触和快突触传递两种信号传递方式之间有相互作用，而且非常复杂。

与卡尔松和格林加德的研究既有不同又有联系的是坎德尔的研究。坎德尔利用海洋生物海兔来研究生物的记忆功能，也涉及神经递质和蛋白质磷酸化在记忆中的作用。坎德尔发现，海兔这种哺乳动物的神经系统有2万多个神经元，它具有一种自动保护腮的反射，即腮受到伤害时会作出保护性反应，而且如果它的腮受到刺激，它会作出持续的保护性反应达几天至几周。坎德尔认为这就是一种学习和记忆的过程。

后来进一步的研究发现，海兔的短期记忆和长期记忆都与突触和神经递质有关。感觉神经与作出反应的肌肉相连接的突触上，神经递质释放得越多，海兔的学习和记忆保护(反射性保护腮)能力就越强。坎德尔发现，较弱的刺激形成短期记忆，时间持续几分钟到几小时。这种短期记忆的机制是神经细胞的离子通道有变化，较多的钙离子进入神经末梢，这就导致突触释放更多的递质，使记忆加强。而突触释放较多递质的最重要原因是因为离子通道的蛋白质的磷酸化所致，这正与格林加德的研究不谋而合。

坎德尔还发现，海兔的长期记忆与短期记忆的基础不同。长期记忆的机制是需要生成新的蛋白质和蛋白质水平的巨大变化。例如，对海兔神经细胞进行强刺激可以形成好几周的长期记忆。其原理是强刺激可以使第二信使cAMP和蛋白激酶A水平增高，它们到达细胞核后可以引起蛋白质水平的巨大变化，有些蛋白变得很多，有些蛋白变得很少，因此突触的结构变大，功能增强，记忆也变得增强。而且长期记忆还与新蛋白的产生有关，如果新的蛋白合成受阻，则长期记忆就不会产生，但短期记忆还会存在，说明短期记忆不受新蛋白生成的影响。但无论是短期还是长期记忆发生都在神经细胞的突触部位。

到了20世纪90年代，坎德尔用小鼠做研究也得到了相似的结果，因此推论人的记忆功能也在突触部位，但是其功能、原理和过程更为复杂。只不过坎德尔的研究为后来和今天的大脑记忆研究奠定了基础。正是在坎德尔的基础上，今天人们已经了解到了大脑记忆的一些分子机制并提出了一些新的理论，例如，突触的结构性变化、突触的可塑性、突触改变发生在何种大脑区域、神经递质的种类和神经传导通路的变化等都可以影响记忆。

四季在大脑中的物质转换

人的生物节律和对四季的感知就是神经驿道上的一系列神经递质引发和感知的，这些不同的神经递质进一步证明了大脑信息是人类感知、思维和行动的基础。

人为什么会具有喜、怒、哀、乐、忧、思、恐的七情六欲，以及感知春暖、夏热、秋燥和冬寒的环境意识？除了人的生理感受器外，另一个重要原因是大脑的功能。而大脑对四季和环境的感知是通过物质转换实现的，即大脑所分泌和存在的一些神经递质，也称生物化学物质或激素。例如，β－内啡呔、γ－氨基丁酸、5－羟色胺、、多巴胺等物质。其中，5－羟色胺的作用一直为研究人员所重视，因为5－羟色胺对情绪、睡眠、性欲、食欲和环境感知等起着重要作用。如果大脑中这种物质含量较低，人就比较容易情绪低落，产生抑郁或抑郁症，同时错把春夏当成秋冬。所以，5－羟色胺被视为快乐激素。在"神经信号"获得2000年的诺贝尔生理学或医学奖后，加拿大研究人员发现，5－羟色胺在人们感知四季和环境变化中具有深层次作用。

在不同的季节，大脑中的5－羟色胺浓度不同，因而能让人感知到四季。一种微型蛋白分子能让人脑中5－羟色胺浓度不同，在春、夏、秋、冬四季中这些蛋白分子在人脑中的活跃程度不一样。微型蛋白分子是运载5－羟色胺的载体，在光照不足的秋、冬季表现极为活跃，对人脑的所有区域清扫5－羟色胺，随着5－羟色胺的减少和消失，人就感到压抑；而在春夏阳光充足之时，

5-羟色胺的清除就会少一些，因而让人感到愉快。这就是人们为何会产生抑郁以及感知四季的原因之一。

秋冬的阴霾阻止了阳光，让蛋白分子大量清除5-羟色胺，如果再加上大脑内的5-羟色胺分泌减少，人就极有可能患抑郁症，所以秋冬的肃杀季节必然与抑郁有联系或画上等号。但是，并非只有5-羟色胺才与抑郁有关，多巴胺的分泌减少也有同样的效应。临床研究发现，抑郁症越严重，5-羟色胺和多巴胺的分泌越少；随着5-羟色胺和多巴胺分泌的减少，会引发抑郁症；5-羟色胺和多巴胺分泌越少，抑郁症越严重。两者之间互为因果关系。

那么，5-羟色胺是大脑什么部位分泌的呢？

5-羟色胺是由大脑中的5-羟色胺神经元（神经细胞）分泌的。这些神经细胞沿脑干中线分布，并发出长轴支配从脊髓到大脑皮质的整个神经系统。前脑的5-羟色胺几乎全都来源于中脑背侧中缝核神经元，其末梢密集区包括下丘脑、皮质、海马回、杏仁核、纹状体等。

5-羟色胺的分泌与大脑神经细胞的结构也有密切关系。对抑郁症患者的研究发现，抑郁症患者中存在神经解剖学的改变，抑郁症患者的海马回体积缩小。而且，抑郁症越严重、慢性或者复发的抑郁症的病人，尤其是未经治疗的抑郁症患者海马回体积缩小越明显。这也意味着，海马回中可以分泌5-羟色胺的神经细胞减少，5-羟色胺在大脑中的浓度也相应减少。如此一来，抑郁症患者永远感到的是严寒的冬天。再加上现实中的严冬阳光减少，大脑中清除5-羟色胺的蛋白分子又努力地清除5-羟色胺，抑郁症患者更是雪上加霜。

无论是抑郁症患者还是普通人，应对秋冬季节阳光减少大脑内5-羟色胺也相应减少的困难局面，一个好办法是改换环境，像候鸟一样把冬秋环境换成春夏季节。例如，英伦三岛的雾霾天气让人总是感到阴郁，心理医生和卫生部门就动员有条件者旅游休假，例如到阳光明媚的地中海度假。即使只有一个星期，也会在阳光充足的环境下让大脑感受到强烈的生机勃发的春天和夏天的气息。

因为，在明媚的阳光下，大脑中的蛋白分子也会失去积极性，不会也不能清除大脑中的5-羟色胺，同时大脑分泌5-羟色胺、去甲肾上肾素也会增多。5-羟色胺这种快乐激素增多，人们也就会心情舒畅。所以，这也是今天相当多的国人在严冬季节要到海南三亚等地去度假，享受阳光、沙滩的原因。当然，如果你没有条件度假，只要能充分地享受冬日的阳光，也有可能减少抑郁。

另一方面，无论是解剖学的原因还是生理学的原因，大脑中缺少5-羟色胺、去甲肾上肾素、多巴胺等，既可能是造成抑郁的原因，也可能是抑郁的后果，能改善这种情况并让人们感受到春天的，就是服药以增加体内的5-羟色胺和多巴胺等物质。治疗抑郁的原理也在于此。

5-羟色胺等神经递质是在神经细胞突触间发挥信息传导作用，它们发挥作用后就会被突触前细胞摄取，或有的神经递质失活。而抗抑郁药5-羟色胺再摄取抑制剂（SSRI）通过阻断5-羟色胺的再摄取，使神经细胞突触间隙中的5-羟色胺增多，从而增强5-羟色胺能神经传递，起到抗抑郁的作用。

当然，抗抑郁药还能通过第一和第二信号系统的作用升高脑源神经营养因子（BDNF）和廿二碳六烯酸（DHA），以营养和修复神经细胞，使其恢复正常的分泌5-羟色胺、去甲肾上肾素和多巴胺等的功能，改善抑郁状况，让人感受到正常的季节。

谨慎而长期的实践检验

揭开神经系统中信号传递的奥秘获得2000年的诺贝尔生理学或医学奖让人们多多少少感到惊奇。例如，许多人都认为人类基因组的破译有可能获得2000年的诺贝尔生理学或医学奖，但该奖却颁发给了对大脑神经细胞间的信号传递的研究，这至少说明大脑研究的重要性一点不亚于被视为是生命科学核心的基因研究，也说明大脑的研究同样是生命科学的基本问题。

但是更让人们深思的是对大脑突触传递信息成果的承认经历了漫长的岁月。这一研究从20世纪50年代起就取得了重要成果，例如卡尔松在20世纪50年代就发现了多巴胺在突触传递中的作用，但是为什么直到近50年后才获奖呢？须知，有些研究成果是在第二年就获奖的，如1996年普鲁纳西发现了朊病毒(普里昂)，1997年就获得诺贝尔生理学或医学奖。其中必然有一些原因。

就在2000年，诺贝尔奖评选委员会宣布获奖者后，卡尔松在回答美国《科学》杂志的访问时说，"我在60年代就认为我应该获得诺贝尔奖，自从那时开始，我为此忐忑了好多次。"为什么卡尔松自认应该得奖但又为此忐忑不安呢？这与他发现大脑中的神经递质对治疗精神病作用不无关系。

说到这里应当提到两个戏剧性的用电影艺术来表现卡尔松的研究和在卡尔松之前与卡尔松相似的一次治疗精神病的成果而获奖的故事。1990年法国人罗伯特（Robert De Niro）导演了一部名为《苏醒》的故事片，其中描写一名患帕金森病的病人服用左旋多巴后，从长年的沉睡昏死中苏醒了过来，该片还获得奥斯卡最佳导演奖提名。无疑这部影片的科学背景就是卡尔松及其他科学家发现多巴胺在神经细胞中作为神经递质所起的作用。

但是在卡尔松的发现和《苏醒》影片之前，还有好多部反映另一次诺贝尔奖获奖内容的电影。其故事概要都是：某些政治力量为了排除异己，以对手患精神病为名，将其送到精神病院，以手术方法切除大脑的部分组织，从而让受治者永远地闭上了嘴。这些影片内容的科学背景来自1949年的诺贝尔生理学或医学奖。当年，诺贝尔评奖委员会以大部分人表决同意的决定授予葡萄牙医生莫尼茨诺贝尔生理学或医学奖，评委们认为莫尼茨用手术切除部分大脑额叶白质的方法是对治疗精神病的特殊贡献。但是后来的疗效表明，手术切除病人部分大脑额叶白质的方法对病人是一种严重的摧残，因为很多人在接受手术后不是成为植物人，就是成为幽灵四处游荡。

诺贝尔科学奖有一个不能违背的"祖宗的规矩"，奖金只给予一项发明、发现或改进，而对理论上的创新不做评选，除非这种理论是用事实验证过的。也就是说科学奖只颁发给那些经过实践检验的理论和创新，然而事实是对莫尼茨的成果并没有经过长期的实践检验。而且滴滴涕的发明也令诺贝尔奖评选委员会感到难堪，因为实践证明滴滴涕并非是造福人类，反而是破坏环境的罪魁祸首。

鉴于此，瑞典卡罗林斯卡医学院的评委会既没有保持沉默也没有否定，而是在1997年公开表示为1948年的诺贝尔生理学或医学奖授予滴滴涕的发明而感到羞耻。而且对于诺贝尔奖评选中的种种失误，包括1949年的手术治疗精神病获奖，该委员会也表示遗憾和歉意，并表示在今后的评奖中，应当把诺贝尔奖颁发给那些经得起实践检验的发明创造和那些没有争议的成果和发明。鉴于以前已经出现过治疗精神病成果获奖的遗憾，卡尔松的忐忑正是为其成果和类似的成果能否经受实践的检验而担心，同样这也是诺贝尔奖评选委员会忐忑不安的地方。所以发现多巴胺以及其他神经递质的作用和慢突触传递的成果受到了长达近50年的检验，这正是前车之鉴和诺贝尔奖评选委员会慎之又慎的结果。

好在各种大脑研究的结果证明了卡尔松及其他两名科学家成果的正确和价值非凡，而且他们的研究成果覆盖范围如此之宽，对大脑信号传递研究层次如此之深入，接受的检验如此之多，受到的时间考验如此之长，以致许多科学家评价，2000年的诺贝尔生理学或医学奖是含金量相当高的一次。

第二章

调控细胞周期的"上帝之手"

细胞的分裂、生长、衰老、死亡有其固有的周期和规律，
同时也决定着人和生物的生老病死。
在人们没有充分认识细胞周期的原理和规律之前，
只好认为有一只神秘的"上帝之手"在进行调控。

细胞的分裂、生长、衰老、死亡有其固有的周期和规律，同时也决定着人和生物的生老病死。在人们没有充分认识细胞周期的原理和规律之前，只好认为有一只神秘的"上帝之手"在进行调控。理所当然地，弄清了控制细胞周期的"上帝之手"——细胞周期的关键调节分子的3位科学家，获得了2001年的诺贝尔生理学或医学奖。他们是美国科学家利兰·哈特韦尔（Leland H. Hartwell）、英国科学家蒂姆·亨特（Tim Hunt）和保罗·纳斯（Sir Paul M. Nurse）。得知自己获奖的消息后，哈特韦尔感到高兴，而亨特和纳斯则感到"极为兴奋"。

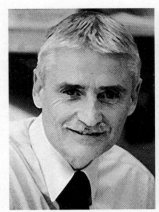 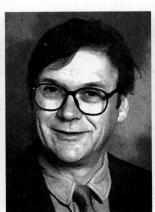 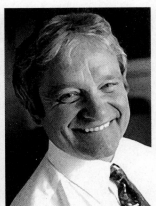

　　　利兰·哈特韦尔　　　　　蒂姆·亨特　　　　　　保罗·纳斯

图片摄影均为蒙坦 (U. Montan)

循环往复的细胞周期

细胞和细胞周期

真核细胞大约在20亿年前出现在地球上。具有这种细胞的生物既可以是单细胞的，如酵母和阿米巴；也可以是多细胞的，如植物和动物。人体由大量的细胞组成，平均每克组织有10亿个细胞。每个细胞核包含我们整个的遗传物质(DNA)，位于46条染色体中。而且每个细胞都有细胞周期，就像人的生老病死一样。

细胞周期分为几个分期。在G1期(DNA合成前期)，细胞生长并变大，当其生长到一定规模，便进入S期(DNA合成期)。这时细胞复制其遗传信息(DNA复制)，并拷贝每条染色体。然后再进入G2期(DNA合成后期)。细胞检查DNA复制是否完成，并为细胞分裂做准备。然后再进入M期(细胞分裂期)，细胞分裂为两个子细胞。通过这种机制，子细胞获得相同的一套染色体。分裂后，细胞返回到G1期，细胞周期便完成。

不同类型细胞的细胞周期是不同的。大多数哺乳动物的细胞周期在10–30小时。在细胞的第一个分期(G1)，细胞并不总是持续不断地进行周期循环。相反它们从周期退出，并可能进入静止期(G0)。

贡献

哈特韦尔生于1939年，2001年供职于美国西雅图弗雷德·哈钦森癌症研究中心，他发现了一组特殊的控制细胞周期的基因，其中一种称为"启动"

基因，它的作用是控制每个细胞周期的第一步。哈特韦尔的贡献还在于提出了一个有助于理解细胞周期的重要概念——检查站。

保罗·纳斯生于1949年，2001年任英国伦敦帝国癌症研究基金会主席。通过遗传和分子方法，纳斯证实、克隆和描述了细胞周期的一种关键调节因子CDK(细胞周期素依赖激酶，cyclin dependent kinase)。他证明，CDK的功能在进化期间完整地保留了下来。通过其他蛋白质的磷酸化，CDK促使细胞完成细胞周期。

蒂姆·亨特生于1943年，2001年同样供职于伦敦帝国癌症基金会。他的贡献在于发现了细胞周期素(cyclin)，后者是调节CDK功能的一类蛋白质。他发现在每个细胞的分裂期，细胞素会周期性地降解，而这一过程被证明对控制细胞周期至关重要。

过程一

最早的发现属于哈特韦尔。20世60纪年代末他已经认识到以遗传手段研究细胞周期的可能性。由于面包酵母、啤酒酵母细胞比较简单，被他用作研究的模型系统。事实证明这种模型对研究细胞周期极其适宜。在1970–1971年的一系列研究中就出现了成果。哈特韦尔分离出了因基因控制细胞周期而出现突变的酵母细胞。通过这条途径，他又成功地鉴定了100多种特异性地参与细胞周期控制的基因，即CDC基因(细胞分裂周期基因)。其中之一被哈特韦尔命名为CDC28，它控制着细胞周期中G1期进展的第一步，因此该基因也被称为"启动"基因。

此外，哈特韦尔还研究了酵母细胞对辐射的敏感性。在其发现的基础上，他引进了"检查站"的概念，即当DNA受损时，细胞周期便停止。这样做对细胞完成正常周期极为有利，因为在细胞继续进行下一个分期之前，可以留出时间来供DNA修复。后来，哈特韦尔把检查站的概念扩大了，也包括确保在细胞周期的各分期之间进行正确顺序的调控。

过程二

保罗·纳斯沿用了哈特韦尔的遗传方法继续进行细胞周期研究。他使用的是不同的酵母(小米啤酒酵母)作为模型生物。这种酵母是面包酵母的远亲，两者在10亿多年前的进化中各自分道扬镳。

在20世纪70年代中期，保罗·纳斯在小米啤酒酵母细胞的S期中发现了CDC2基因。他证明这种基因在控制细胞分裂中具有关键功能(调控从G2期到M期的转变)。后来，他又发现，CDC2还有更为广泛的功能。它与早期哈特韦尔在面包酵母中发现的调控G1到S期转变的"启动"基因是完全一样的。

因此CDC2基因被视为具有调控细胞周期的不同分期的功能。1987年，保罗·纳斯在人身上分离出了相应的基因，后来取名为CDK1(细胞周期素依赖激酶1)。CDK1编码属于CDK家族成员之一的一种蛋白质。后来纳斯证明，CDK的活性依赖于可逆的磷酸化过程，即磷酸基与蛋白质相联或脱离。在这个发现的基础上，人类的6个不同的CDK分子得到发现。

过程三

20世纪80年代初，蒂姆·亨特发现了第一个细胞周期素(cyclin)分子，是一种蛋白质，在每个细胞周期形成和降解。由于这种蛋白质的水平在细胞周期具有周期性的变化，故命名为细胞周期素。细胞周期素结合在CDK分子上，因此可以调控CDK的活性，并选择蛋白质进行磷酸化。

细胞周期素是亨特利用海胆作为模型系统发现的。亨特发现这种蛋白质在细胞周期中周期性地降解，后者是细胞周期中一种重要而普遍的调控机制。后来，亨特在其他物种也发现了细胞周期素，并且发现细胞周期素也是在进化中保存下来的。今天，在人身上发现了约10种不同的细胞周期素。

原理

100多年来，人们已经知道，细胞是通过分裂繁殖的。然而只是在近几十年才初步了解到调节细胞周期和细胞分裂的分子机制。这种基本的机制通过进化高度地保存下来了，并在所有真核生物中以同样的方式运作。

对所有存活的真核生物来说，完成细胞周期的最重要的条件是，不同分期必须精确地协调。在下一个分期开始前，前一个分期必须完成。如果协调出现错误，就可能导致染色体变异。染色体或部分染色体可能在两个子细胞之间丢失、重排或不平衡地分配。癌细胞中就常常见到这种类型的染色体变异。

在细胞周期中CDK分子的量是恒定的，但它们的活性却因细胞周期素的调节功能而产生变化。CDK和细胞周期素共同驱动细胞从细胞周期的一个分期步入下一个分期。因此，卡罗林斯卡医学院的获奖介绍说，可以把CDK分子比作引擎，而把细胞周期素比做变速器，后者控制着引擎是否空转，只有两者协调配合，才能驱使细胞完成正常的细胞周期。

认识癌症的基础

细胞周期调控机制的发现将使大多数生物医学研究领域获益，也可能导致在许多不同领域内的广泛应用。这些发现对于理解癌细胞中的染色体不稳定性是怎样发展的也非常重要，即部分染色体是怎样在两个子细胞间重排、丢失和不均衡地分配。很可能这种染色体的变异就是缺陷细胞周期调控的结果。

研究也证明，为CDK分子和细胞周期素编码的基因也可能像致癌基因那样起作用。同样，在细胞周期，CDK分子和细胞周期素也可能与肿瘤抑制基因(如P53和Rb基因)的产物合作。这说明可以利用CDK分子和细胞周期素的原理治疗和预防癌症。

细胞周期领域的发现也可能应用于肿瘤诊断。在人的肿瘤中，如乳腺癌和脑瘤，有时发现CDK分子和细胞周期素水平升高。这些发现可以开创肿瘤的新治疗原则。

美英3位科学家的获奖意义还表现在：第一，这表明了生物医学领域研究方向的一种变化。如果说20世纪80年代是基因年代的话，那么90年代就是细胞周期年代。其次，3位获奖者的贡献对于认识细胞的生长、分化、分裂、衰老、变异、癌变、休眠和死亡具有重要意义，对于防治疾病，例如癌症，也价值非凡。如果CDK分子和细胞周期素其中有一处地方出错，就可能造成染色体的变异，并造成疾病，如癌症。因此，可以通过模拟和调控CDK分子和细胞周期素的作用，或拮抗、或抑制细胞分裂，从而找到征服癌症的有效方法。

细胞周期调控机制的获奖也说明前沿学科的重要性。比如，它表明生物医学的一种历史发展和回归。在过去，生物医学侧重于形态学的研究，到了20世纪七八十年代，分子生物学和基因研究则成为热门，到了现在，又回归到细胞生物医学。这是一种宏观到微观，再到亚微观的变化。

当然，生物医学仅仅有微观的东西也不足以说明问题。因为，任何微观的东西都必须放到人的活体中和细胞组织中来检验，只有在活体中有功能的东西才被视为是有实际意义的。现在，无论生物学中发现了什么基因、蛋白分子、信号肽或调控分子等，必须拿到动物、人体中和活细胞中检验。这也是生物医学作为一个整体科学的意义。

细胞周期的重要性被人认识还说明，现在微观与宏观、分子亚分子与细胞组织之间的界线已经不是那么明显了，而是互相交融的。如果要想在科研上有作为，必须充分了解相邻学科。细胞周期是几十年来各国科研人员致力于研究的课题，这个成果当然对人们了解细胞周期、人和动物的寿命、疾病等意义重大。但是，要真正在临床和生活中起作用，如治疗癌症，还有许多问题需要解决，它只是为疾病防治指出了一个新的方向。

美英3位科学家的研究成果对于研制抗癌药物也有重要意义。美国马里兰州切维蔡斯霍华德·许格斯医学研究所所长詹姆斯·罗伯茨说，利兰25年前所做的工作使我们知道了所有与控制细胞扩散有关的重要基因。研究证明，这对于破译和使用今天的基因序列数据意义极为重大。

百年诺贝尔生理学或医学奖

2001年是诺贝尔奖走到100年里程碑的历史时刻。

诺贝尔奖尤其是自然科学奖已被人们公认为是全球最崇高、含金量最大而且荣誉最高的综合性奖，是"对人类的智力和体力上最高成就的一种评价和奖励"。

100年来诺贝尔生理学或医学奖则主要是奖励了那些对保障人类生命健康和提高人们生活质量作出了巨大贡献的医学成果。百年来的诺贝尔生理学或医学奖有几个特点，从这些特点中可以看出生物医学发展的轨迹和未来的方向。

百年诺贝尔生理学或医学奖的特点之一是该奖主要颁发给了那些创造性成果的医学研究。对诺贝尔奖开始颁发的1901–1999年的科学奖的统计来看，生理学或医学奖中创造性成果占58％。例如，巴甫洛夫因创造性地提出并证明高级神经活动的条件反射学说而获得1904年的诺贝尔生理学或医学奖。1954年12月首次成功地进行人的肾移植手术的美国外科医生约瑟夫·默里和1970年第一次成功地进行了人的骨髓移植的美国外科医生唐纳尔·托马斯双双获得1990年的诺贝尔生理学或医学奖。

第二个特点是在20世纪50年代以前，诺贝生理学或医学奖主要奖励了那些防治最严重地威胁人类生命和健康疾病的医学成果。例如，贝林由于发现了白喉抗毒素而获1901年的首届诺贝尔生理学或医学奖；罗伯特·科赫找到了导致肺结核的结核杆菌，而获1905年的诺贝尔生理学或医学奖；埃尔利希研制出了白喉抗毒素血清，而获得1908年的诺贝尔生理学或医学奖。此外，恩德思、罗宾斯和韦勒对脊髓灰质炎病毒的发现和研究，而共同获得1954年的诺贝尔生理学或医学奖。

而英国微生物学家、细菌学家弗莱明，英国病理学家弗罗里和德国化学家钱恩共同研制的青霉素使得人们能有效地治疗当时人类束手无策的传染病，如脑膜炎、肺炎、人体各组织器官的感染、手术和外伤后的感染等。千百万人的生命因此而得到挽救，而且使人类的平均寿命增加了10岁。为此，弗莱明、弗罗里和钱恩共同获得1945年的诺贝尔生理学或医学奖。

百年诺贝尔生理学或医学奖的第三个特点是从20世纪50年代以后，大部分获奖者和成果大都与基因研究有直接或间接的关系。基因理论是现代生物医学的基本理论，如同原子理论是化学和物理学中的核心理论一样。了解并阐明基因是推动多种学科发展的原动力。从1958年到如今的诺贝尔生理学或医学奖，直接与基因理论相关的成果获奖就达17次之多。20世纪以来，共有38位科学家因研究DNA而获得诺贝尔奖。

最具代表性的是基因理论的确立和DNA双螺旋结构的构建与证明都获得了诺贝尔生理学或医学奖。美国生物学家摩尔根因通过多年研究首次提出了基因理论并写出了《基因论》一书和绘制出了人类第一张基因图谱而独自获得了1933年的诺贝尔生理学或医学奖。1962年提出并证明了DNA双螺旋结构的维尔金斯、沃森和克里克获得了诺贝尔生理学或医学奖(罗莎琳·富兰克林也是DNA双螺旋结果的确立者之一，但因患癌症去世而没有分享这一年的诺贝尔生理学或医学奖)。

此外，从1987年-1999年所有重大的关于基因研究的成果都获得了诺贝尔生理学或医学奖。例如，1987年，在美国马萨诸塞州理工学院工作的日籍科学家利根川进因研究人的抗体基因而获得该年度的诺贝尔生理学或医学奖。利根川的研究提出了人类疾病的新概念，几乎人的所有疾病都与基因受损有关。美国加利福尼亚大学的米切尔·毕晓普和哈罗德·瓦姆斯因发现癌症的产生是某些细胞基因异常活化而导致突变，细胞基因的异常活化又是被致癌物激活而引起的。由此他们获得1989年的诺贝尔生理学或医学奖。

1992年的诺贝尔生理学或医学奖授予了美国华盛顿大学教授艾德蒙德·费希尔和爱德温·克雷布斯，因为他们发现了细胞蛋白调节中的关键酶，即蛋白激酶。这种酶与蛋白合成、细胞代谢、呼吸和激素的应激反应都在关系。而蛋白合成就是基因的复制与表达。1993年的诺贝尔生理学或医学奖授予了美国马萨技术研究所的菲力浦·夏普和马萨新英格兰生物实验室的理查德·罗伯茨，因为他们发现了"断裂基因"。

1995年的诺贝尔生理学或医学奖更是与基因有重要的直接的联系。该年度的诺贝尔生理学或医学奖授予美国加利福尼亚技术学院的爱德华德·刘易斯、德国马克斯普朗克发育生物研究所的克里斯汀·纽西雷林·沃尔哈德和美国普林斯顿大学的埃里克·威斯查斯。他们对果蝇胚胎发育的研究发现，至少有15种基因控制早期胚胎的形成，而且这些基因中包括生物个体突变时消除身体某些节段的基因。

另一方面基因应用研究的成果尽管很少，但也有基因应用的成果获得诺贝尔奖的。1988年的诺贝尔生理学或医学奖授予美国科学家格特鲁德·埃里昂、乔治·希钦斯和英国科学家杰姆斯·布兰克，因为他们根据基因复制合成的原理研制出了一系列抗癌新药，对抵御人类最凶恶的疾病——癌症起到了积极的作用。

20世纪50年代后基因研究屡屡获奖说明，对基因的研究是社会和人们所迫切需要的，而且这些研究成果得到了社会和公众的认可。无论是断裂基因的发现还是胚胎发育中的基因控制发现，也无论是制造针对基因复制原理的抗癌药还是基因疗法，它们的目的都是防御疾病，促进健康和保护人的生命。而从社会的认可来看，这些成果都不牵涉或极少牵涉人类社会的根本伦理问题和法律问题，因而也极少可能会把人推向另一个深渊或彻底毁灭人类。

回顾百年诺贝尔生理学或医学奖可以让我们更清楚地认识到，未来医学的基础还是生物学，而基因理论仍然是核心，仍然是防治人类的严重疾病和提高人们生命质量和健康水平的重大医学成果。

第三章

细胞凋亡如凤凰涅槃

叶落归根是因为树叶的自然生命走到了尽头，

而人和生物的最基本组成元素——细胞，到了一定时期也会像树叶那样自然死亡，

但是这种死亡是细胞的一种生理性、主动性的"自觉自杀行为"，

并非病理性死亡。

叶落归根是因为树叶的自然生命走到了尽头，而人和生物的最基本组成元素——细胞，到了一定时期也会像树叶那样自然死亡，但是这种死亡是细胞的一种生理性、主动性的"自觉自杀行为"，并非病理性死亡，所以又叫细胞凋亡或"程序性细胞死亡"。正是由于发现了细胞凋亡的规律，3位科学家获得了2002年的诺贝尔生理学或医学奖，他们是英国的西德尼·布伦纳(Sydney Brenner)、美国的罗伯特·霍维茨(H. Robert Horvitz)和英国的约翰·苏尔斯顿(John E. Sulston)。

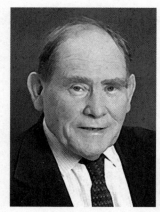 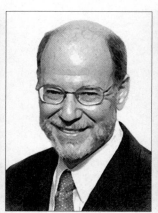 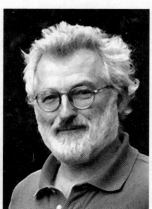

西德尼·布伦纳　　　　　罗伯特·霍维茨　　　　　约翰·苏尔斯顿

图片摄影均为蒙坦 (U. Montan)

生命的动态平衡

细胞产生与凋亡

细胞凋亡与生命本质相关，要理解这一点首先要从生命的产生说起。人的身体由数百种类型的细胞组成，它们都来自受精卵。在胚胎期人或其他生物的细胞数量急剧增加，这个时候是细胞分化和特异化的时期。在胚胎发育期间，细胞必须以一种正确的方式和在恰当的时间分化，以便产生正确的细胞类型。细胞分化和特异化后便形成多种多样的组织与器官，如肌肉、血液、心脏和神经系统。人体内的数百种细胞都有各自的特异性，这些特异性细胞之间的有机合作，才使得机体成为一个密不可分的整体。

无论在发育期还是在成人体内，既有大量的新细胞产生，也有大量的旧细胞死亡，这是生物体的一种自然现象。而为了维持机体组织中适宜的细胞数量，在细胞分裂和细胞死亡之间需要一种精确的动态平衡，就像一个水库的蓄水与放水。由于这种生成与死亡的有序流程，在胚胎和成人期便维持着人体组织的适宜细胞数量。这种精密地控制细胞的消亡过程就称为程序性细胞死亡。

正常的生命需要细胞分裂以产生新细胞，并且也要有细胞的死亡，由此人体和生物的器官才得以维持平衡。比如，成年人每天有超过1万亿个细胞产生，与此同时相同数量的细胞也通过一种受到控制的"自杀程序"而死亡，即程序性细胞死亡。

发育生物学家最先描述了程序性细胞死亡，这种细胞死亡对于胚胎发育是必需的，比如，蝌蚪变形成为青蛙就是如此。在人类胚胎中，手指与脚趾的形成也需要一部分细胞程序性死亡，如此才可能生成手指与脚趾，如同树木的枝桠。如果没有程序性细胞死亡，指、趾之间就会连接在一起，像鸭子的蹼一样，趾、趾之间是连在一起的。同样，在大脑发育的最初阶段程序性细胞死亡也决定着大量神经细胞的产生与消亡。

从动物到人的证明

科学家早就意识到，了解细胞凋亡的复杂过程以及这一过程是如何受控的对于生物学和医学至关重要。但是，在非细胞模式的生物中，如病毒、酵母是不可能观察到器官发育和不同细胞之间的相互作用的。而另一方面，尽管哺乳动物有许多类型的成千上万的细胞，但要把它们用于这样的基础研究也太过于复杂。而多细胞生物的线虫相对简单一些，因此可以被选择来作为最适宜的研究模式，而且可以把这个模式推导到人。

科学家在用线虫作实验模型时，发现了从受精卵到细胞分裂和分化的一些线索。实验结果证明，一些关键基因在调控器官发育和程序性细胞死亡，而相应的基因也存在于高等物种中，包括人。

布伦纳就是首先把线虫作为一种新型的实验生物的科学家，他的工作把细胞分裂、分化和器官发育与遗传分析结合了起来，而且使得人们能够在显微镜下跟踪这些过程。

苏尔斯顿则描绘了一种细胞的谱系图，据此可以追踪到线虫一种组织发育中每种细胞的分裂和分化。他证明，特异性细胞需把经历程序性细胞死亡作为正常细胞分化的不可分割的一部分。而且他还证明了一种基因的首次突变参与了细胞死亡过程。

紧随布氏和苏氏、霍维茨发现了控制线虫细胞凋亡的关键基因，包括在细胞死亡过程中这些基因是如何相互反应的，以及相关基因是如何在人体中存在的。

由于找到了特别适宜观察和研究的生物实验模型，2002年的3位获奖者证明，有一组特殊的基因控制着线虫的细胞凋亡过程。在这些基因的调控下，线虫这种总共有1090个细胞的简单生物在发育期间有131个细胞产生了生理性凋亡，因此线虫的成虫就由959个细胞组成。

早在20世纪60年代初，布伦纳就认识到，有关细胞分化和器官发育的基本问题是难以在高等动物身上获得理解的。因此需要一种比哺乳动物简单的在遗传上经得起检验的多细胞生物。而这种理想的生物就是线虫。这种约1毫米长的生物繁殖时间短而且是半透明的。因此可以在显微镜下直接观察细胞的分裂。

1974年布伦纳发表的一份报告提示他的研究取得了新的突破。他证明化合物EMS(乙基甲磺酸)可以诱导线虫基因组中的一些特殊的基因突变。不同的突变可能与特殊的基因相关，也与器官发育的特殊作用相联。

苏尔斯顿则用线虫拓宽了布伦纳的研究，而且使用了一些新的技术来研究线虫从受精卵到成虫的959个细胞的所有细胞的分裂。在1976年发表的一篇文章中，苏尔斯顿阐述了一部分发育的神经系统的细胞谱系。他证明细胞谱系是恒定的，即每个线虫都准确地经历了同一细胞分裂和分化的过程。

由于这些发现苏尔斯顿对生殖原理有了进一步发现，细胞谱系的特殊细胞总是通过程序性细胞死亡而凋亡，而且这可能在所有生物中观察到。他描述了细胞凋亡的步骤，并证明了参与程序性细胞死亡最先的基因突变，包括nuc-1基因。苏尔斯顿也证明了死亡细胞的DNA的降解需要nuc-1基因编码的蛋白质。

霍维茨在布氏和苏氏的研究基础上进行了线虫的遗传学和细胞谱系的研究。在20世纪70年代霍维茨进行的一系列出色的研究中，他用线虫探索是否存在一种控制细胞死亡的遗传程序。在1986年发表的论文中，霍维茨证明了首要的两个真正的"死亡基因"——ced-3和ced-4，因为ced-3和ced-4是实施细胞死亡的前提条件。

后来，霍维茨又证明了另一个基因ced-9是抗凋亡基因，其功能是与ced-3和ced-4相互作用以免除细胞的死亡。他还证明许多基因指挥着死亡细胞是如何消除的。而且他也证明人类基因组含有与ced-3类似的基因。现在大家已经知道，在人体中也能找到类似控制线虫细胞死亡的大多数基因。

加深对健康和疾病的理解

布伦纳、霍维茨和苏尔斯顿3位获者关于程序性细胞死亡的成果的知识可以帮助人们更深刻地理解健康与疾病、生命与死亡以及它们之间的相互关系。比如，在健康的机体中，细胞的生与死总是处在一种良性的动态平衡中，如果这种平衡被破坏，人就会患病。比如，癌症就是该死亡的细胞没有死亡而造成的。而在艾滋病病毒的攻击下，不该死亡的淋巴细胞大量死亡，人的免疫力遭破坏，艾滋病便发作。

细胞凋亡也帮助我们理解一些病毒和细菌侵袭人体细胞的机制。除了AIDS，另外一些疾病，如神经变性性疾病、脑卒中、心肌梗死和自身免疫疾病等都是由于很多正常细胞被不正确地启动了程序性死亡过程而造成细胞过量死亡。

有了对程序性细胞死亡的认识，还可把这种认识应用和深化到一些严重威胁人类疾病如癌症的防治上。比如，目前临床许多治疗方法是建立在刺激细胞"自杀程序"的基础上的。这是一种非常有意味和挑战性的工作，可以预言，通过进一步研究能够找到更精确的方式来诱发癌细胞的细胞死亡，从而战胜癌症。

此外，在线虫身上发现的细胞凋亡的原理也对其他学科的研究有重要价值，因为线虫的发育可以作为一种新型的实验模型，具有恒定的细胞谱系，而且能与遗传分析联系起来。比如，能促进对发育生物学和多细胞生物的不同信号通道的功能分析。而且，现在已经明了，人体中导致细胞凋亡的信号通道之一在进化过程中完好地保存下来了。在这个通道中有类似ced-3、ced-4和ced-9功能的分子参与了进来。研究人员认为，眼下对医学来说最为重要的是要了解这个通道和其他控制细胞凋亡的信号通道的正常与异常机制。

细胞凋亡理论的被证实和获奖具有重要的理论和实际意义。在理论上，细胞凋亡确立了细胞的正常生理性死亡和异常病理性死亡的区别。在生命意义上并非死亡就不好，而生存就好。细胞凋亡的实际意义是让人们能更深刻地理解许多疾病和器官发育的原理，从而找到战胜疾病的手段。

比如，人的进化是在发育过程中去掉了尾巴，这正是细胞凋亡的结果，正如蝌蚪在发育过程中通过程序性细胞死亡而丢掉尾巴一样。而阿尔兹海默症则是大量神经细胞过早凋亡。癌症和多囊肾则是一些该凋亡的细胞不凋亡造成的。因此在未来的抗癌中可以设计准确启动细胞凋亡的药物来使癌细胞死亡。这个思路就应当建立在ced-3、ced-4和ced9基因相互作用的基础上。

3位获奖者的研究其实是关于"细胞自杀"的知识，这对于理解和治疗很多疾病都有意义。比如，对理解在非洲传播的致命性传染病埃博拉出血热就很有帮助，而且也许在未来几年就可以根据程序性细胞死亡的原理研制出治疗心肌梗死或血液中毒的药物。

布伦纳等人研究线虫的基因而发现了细胞凋亡的原理，为此他们早就应该获奖了，尤其是布伦纳，他是与克里克(1962年医学奖得主之一)同时代的人。克里克凭着提出DNA双螺旋结构就能获奖，为什么诺贝尔奖评委会会漏掉布伦纳？因为布伦纳不仅提出了细胞凋亡的理论，而且指出了遗传密码传递的三部曲，即从DNA到RNA，再从RNA到蛋白质。这个原则已经成为生物学的核心理论之一。

想到点子与说服世界

不知为什么，欧洲人对2002年诺贝尔化学奖获奖者之一、日本的田中耕一有些不满，认为他没有资格获得该奖，理由是，德国的米夏埃尔·卡拉斯和弗伦茨·希伦坎普的研究成果比田中耕一的大得多，而且研究方法也比田中的要有效得多，尽管两人发表成果的时间比田中晚两个月。

不过，瑞典皇家科学家院诺贝尔化学奖评委会主席本特·诺登回答说，诺贝尔奖的宗旨是奖励那些率先提出可启发和改变其他人思维方式及观念的人，而田中耕一正是开启生物大分子新研究领域大门的第一人。看起来此话倒也无懈可击，无论是社会生活还是自然竞争的法则都是，世界只认第一，其他都不重要。正如竞技体育，即使最快的那个人仅快了0.0001秒，冠军也非他莫属。

按诺登的回答，田中耕一该不该获奖似乎不是问题。但是，如果再听听另一位比较有名望的科学家弗朗西斯·达尔文(1848–1925年，英国植物学家，查尔斯·达尔文之子)的话，也许就有了问题。他说，"在科学中，功劳归于说服世界的那个人，而不是首先想到点子的那个人。"显然诺贝尔奖的评选原则与弗朗西斯·达尔文的观点有点针锋相对。退一步讲，即使不这么理解，弗朗西斯·达尔文的观点也涉及另一个问题：有了一种发现或发明创造并获奖后该怎么办？

弗朗西斯·达尔文的看法不难理解，却可能含义多多。无论发现什么，能否坚持科学真理和事物的本来面目，并以各种方式宣传和让人们信服，这才是科学和一个探索者的重要功劳。从这个意义上讲，要让人信服，首先得有坚持真理的科学精神，并且敢于以身家性命为代价，无论是坚持自己的正确发现和主张，还是他人的正确发现与主张。前者如布鲁诺，坚持自然为"上帝"；后者如哥白尼，坚持和完善阿里斯塔克的"日心说"。

"说服世界"的涵义还在于，一种发现和创造能否很快地转化为生产力。这也分两个方面，一是有新产品，二是武装生产者，包括从科学素养和人的全面发展上武装人以及从知识技术的普及上提高劳动者的技能，由此获得最大的社会与经济效益。前者可以表述为，田中耕一的发现能不能迅速转换成一种简便易行而又准确无误检查癌细胞的诊断手段。而后者则比较复杂。

在中国，许多人都看得到并认同的一种现象是，每年都有很多发现和创造，但是论文评奖或论证(答辩)一结束，就束之高搁或锁进柜子，转变成生产力的微乎其微。这样的发现和创造实际上等于没有发现。比如，以色列人设计出分为大小便冲水的马桶的创意非常有益，但是要把这个创意拿来说服中国人并实行之，这个功劳更了不起。有多么了不起？以北京为例，每年至少可节约洁净的生活用水2亿立方米以上，相当于北京年用水量的一半。可惜，迄今没有人劝说北京普遍用这样的抽水马桶，更不用说全国。

至于让科学技术武装劳动者，其效益和功劳就更为巨大了。

作为科学技术和科学精神最重要的功劳——从整体素质上武装人，一个小小的统计就能说明问题。美国人的科学素养早在1990年就达到6.9％，在2001年中国公民的科学素养才达到1.4％。由此也可以明了，为什么美国可以成为世界头号强国和富国，中国一直在发展中国家内徘徊，尽管进步也不算小。

所以，在诺登的观念与弗朗西斯·达尔文的理念之间，笔者宁愿倾向于后者，但这并不是说我不赞同田中耕一获奖。如果非要两全其美，也可以用一种现代时尚来解释，就像对一个企业而言，产品与销售如同一个哑铃的两端，同样重要。有时甚至销售更为重要，因为它是在说服消费者，即世界。

第四章

"读心术"与"读体术"

"读心术"是通过察言观色读懂他人的内心世界和想法。
现在，人们利用科学技术不仅能"读心"（比测谎更准确），
而且能"读"透人体内部隐秘的器官和组织。

"读心术"是通过察言观色读懂他人的内心世界和想法。现在，人们利用科学技术不仅能"读心"（比测谎更准确），而且能"读"透人体内部隐秘的器官和组织。

　　2003年10月6日，瑞典卡罗林斯卡医学院诺贝尔生理学或医学奖评委会宣布，本年度诺贝尔生理学或医学奖授予美国的保罗·劳特伯(Paul.C. Lauterbur)和英国的皮特·曼斯菲尔德(Peter Mansfield)，因为他们发明了磁共振成像技术(MRI)，而这已经是四分之一世纪前的发明了。这项技术的发明使得人类再也不必在黑暗中摸索，不仅使得人们能看清自己和生物体内的器官，也能让人们看清自己大脑的结构和大脑如何产生思维的，从而有利于诊断和治疗疾病。

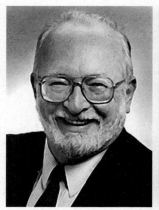 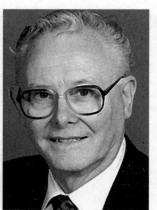

保罗·劳特伯　　　　皮特·曼斯菲尔德

图片摄影均为蒙坦 (U. Montan)

交叉学科的硕果

看清身体内部但又不伤害身体

2003年的诺贝尔生理学或医学奖实质上是物理学与医学的结合，也是交叉学科能产生丰富成果的有力证明。能精确观察人体内部器官而又不造成伤害的影像对于医疗诊断、治疗和治愈的随访至关重要。今年的诺贝尔生理学或医学奖便授予了这种创新的发现——能看清体内不同组织结构的磁共振成像技术。这样的发现发展了当代磁共振成像技术，而MRI代表着医疗诊断和研究的革命性突破。

一个强磁场中的原子核会以一定的频率转动，而这个频率则取决于该磁场的强度。如果该磁场吸收了相同频率的无线电波，它们的能量就会大大增强。当原子核返回到以前的能量水平时，无线电波就会发射出来。这一发现曾获得1952年诺贝尔物理学奖。在随后的几十年中，磁共振主要地使用于研究物质的化学结构，再后来导致了磁共振成像在医学上的应用。

保罗·劳特伯于1929年出生于美国伊利诺伊州的厄巴纳市。他发现了一种磁共振成像运用的可能性，即，通过在磁场中加入(磁力)梯度而创造二维图像。通过分析发射出的无线电波的特点，他能确定它们的来源。这使得建立二维结构图像成为可能，而其他方式建立的图像是不可视的。

皮特·曼斯菲尔德1933年出生于英格兰的诺丁汉。他进一步开拓了磁场梯度的利用。他证明，磁场信号是如何能进行数学分析的，这使得信号能转变成有用的图像技术。同时，曼斯菲尔德还证明，图像是能够多么快速地获得。这样的发现使得10年后有可能成为医学领域中极其有用的技术。

磁共振成像的原理

MRI如今已经是医疗诊断中的常规技术。在全世界每年有6000多万个检查和研究采用MRI技术，与此同时这一方法还在迅速向前发展。MRI一直优于其他成像技术，而且极大地改进了许多疾病的诊断。MRI还替换了好几种侵入式检查方法，因此减少了大量病人的危险和不舒适。

水构成了人体质量的约三分之二，人体的高含量水分也能解释为什么磁共振成像能广泛地应用于医学。在人体不同组织和器官中的水分是不一样的。有趣的是，许多疾病的病理过程会导致水分的变化，这种变化恰好能在磁共振图像中反映出来。

水由氢和氧原子构成，氢原子核能够起到类似显微指南针的作用。当身体暴露于一个强磁场时，氢原子核便得到指令：注意啦，站住！当无线电波的脉冲传递到后，原子核的能量开始改变。在脉冲之后，当原子核返回到先前的状态时，一个共振波便发射出来。这样，原子核振荡的微小变化就可以被探测到。通过先进的计算机程序，可以创建一个反映组织化学结构，包括不同水含量和水分子运动的三维图像。

如此一来就可能在被观察的身体部位产生非常清晰的组织和器官的图像。用这种方法可以弄清疾病的病理变化。

磁共振成像的发明过程

磁共振成像在医学上的应用要追溯到20世纪70年代。保罗·劳特伯和皮特·曼斯菲尔德对磁共振成像应用到医学做出了基础的贡献，使得人们能看到人体不同结构的图像。

保罗·劳特伯的发明是，把梯度引入磁场中，从而创造了一种可视的用其他技术手段却看不到的二维结构图像。1973年，保罗描述了他怎样把梯度磁体添加到主磁体中，然后能看到沉浸在重水中的装有普通水的试管的交叉截面。除此之外没有其他图像技术可以在普通水与重水之间区分图像。

皮特·曼斯菲尔德则利用磁场中的梯度更为精确地显示共振中的差异。他证明，如何有效而迅速地分析探测到的信号，并且把它们转化成图像。为了使这种技术达到实用，曼斯菲尔德的研究是至关重要的一步。他同时证明，通过极其快速的梯度变化可以获得转瞬即逝的图像。这在今天又称为平面反射波扫描。这一技术终于在10年后在临床获得了应用。

磁共振成像技术后来获得了长足发展。医疗领域中的第一台MRI设备是20世纪80年代初研发出来的。到了2002年，全球已经大约有22000台MRI扫描仪在使用，而且完成了6000多万例MRI检查。

就迄今为止人们的所知，MRI的最大优点是无伤害性。与1901年获得诺贝尔物理学奖的普通X射线或1979年获得诺贝尔生理学或医学奖的计算机X线断层照相术相比，MRI并非利用电离幅射成像。然而，体内有磁金属或起搏器的病人却不可能用MRI检查，因为他们的磁场太强。而且，患幽闭症的人也难以经受MRI检查。

获奖者的感怀

2003年10月6日在得知获得本年度诺贝尔生理学或医学奖后，年已74岁的皮特·曼斯菲尔德说，"磁共振成像只是一个基础的想法，但是一旦一个人产生一种主意，许多可能性都会变得凸显起来。这个主意一直牢牢地抓住我达四分之一世纪。"

在美国伊利诺伊州中部的厄巴纳市自己家中保罗·劳特伯在黎明前就被大量的祝贺电话吵醒,这位伊利诺伊大学教授不得不说,"他们说的这类干扰你的生活每件事都是真的,但是这的确是妙极了!"尽管伊利诺伊大学过去曾提醒劳特伯可能成为诺贝尔奖的候选人,但是当推测一旦成为现实,这还是让劳特伯感到惊喜不已。劳特伯是在伊利诺伊大学在厄巴纳市平原上的医学院生物医学磁共振实验室任主任。

劳特伯对磁共振图像的研究始于20世纪70年代初。他说,在较早前就对某种有趣而新鲜的事物的基础工作做准备,正如大家今天所知道的MRI已经获得全世界医疗界的关注。当然劳特伯也承认他的研究有过负面结果,不过这种反复最终产生了对人们最有用的结果,至少MRI代替了在黑暗中摸索的方法,也就是那些侵入性医疗检查手段。

劳特伯说他还没有时间决定如何使用他与皮特·曼斯菲尔德所分享的130万美元奖金。"我确信还有职业和个人的事更值得我去思考。"

科学的富矿

磁共振的研究和应用不仅成为2003年诺贝尔生理学或医学奖的内容,而且早在多年前该项领域的研究就已获得了诺贝尔奖。磁场和无线电波频率之间的简单关系控制着共振现象,对于带有不配对的质子或中子的每种原子核,存在一种数学上的常数。这就有可能确定磁场的波长,以作为磁场强度的函数。早在1946年,美国的费利克斯·布洛克(Felix Bloch)和爱德华·米尔斯·珀塞尔(Edward Mills Purcell)对质子(所有原子的最小物质)研究时就证明了上述现象。为此他们共同获得了1952年的诺贝尔物理学奖。

磁共振现象研究所产生的成果还远不止于此，与这个内容相关的研究在近年还获得了另两次诺贝尔化学奖。1991年，瑞士的理查德·欧内斯特由于研发高分辨磁共振分光术的贡献而荣获该年度诺贝尔化学奖。2002年，同样是瑞士的库尔特·伍思里克(Kurt Wuthrich)因发明磁共振分光镜检查以确定溶液中的生物大分子的三维结构而获得诺贝尔化学奖。

这些成果说明，今天的科学研究是多学科之间的合作与交流，而且只有在交叉学科方面，才会有更多的未开垦的处女地，也是科学的富矿，只要勤奋探索，就会获得更为丰厚的成果。

2003年的诺贝尔生理学或医学奖奖励的就是多学科结合的技术——磁共振成像技术（MRI），它的特别价值是在大脑和骨髓的检查上，因为它不伤害组织和器官。今天MRI已用于检查几乎所有的人体器官。它的特殊价值在于提供大脑和骨髓清晰的图像，以帮助对这些部位疾病的确诊，如肿瘤。几乎所有大脑疾病都导致大脑水含量的变化，这就可能在MRI图像中表现出来。少于一定百分比的不同的水含量则足以查出大脑的病理变化。

比如，对于多发性硬化症的诊断和疾病随访，MRI检查是最好的方式。大脑和脊髓的局部炎症可以引起与多发性硬化症相关的许多症状。利用MRI就可能看清神经系统的炎症位于什么部位，有多严重，而且治疗对这些炎症产生了多大效果。

另一种病症是长期的后背下部疼痛，这使得病人长期遭受痛苦并导致社会付出极高的开销。不过，区分到底是肌肉痛还是由作用于神经或脊髓上的压力造成的疼痛是非常重要的。对此MRI则可以大显身手，它已经取代了以前的造成病人不舒服的诊断方法。使用MRI可以看清是否是椎间盘突出压迫了神经，然后可以确定相应的治疗方法。

不仅如此，MRI还是外科手术的重要工具。由于MRI可以产生清晰的三维图像，便可以用来查清受损部位的位置，这样的信息在手术前弥足珍贵。比如，进行特定的大脑显微手术，外科医生需要在MRI检查结果的引导下进行手术。MRI图像清晰得足以让电极置入中枢大脑神经核，以治疗剧烈疼痛和帕金森病的运动障碍。

MRI对癌症的诊断、治疗和治疗后的随访同样具有重大价值。磁共振图像可以精确地揭示肿瘤的范围，由此指导更为精确的手术和放射治疗。在手术前知道肿瘤是否浸润周围组织也相当重要。MRI比其他方式更能精确地判断组织之间的界线，因此能改进手术质量。MRI还可能区分肿瘤的发展程度，这对选择治疗方式同样至关重要。比如，MRI能探清组织中的结肠癌到底有多深，是否局部淋巴结也已受到了影响。

MRI还可以替代以前的侵入性检查，因而能减轻许多病人的痛苦。一个突出的例子是，注射对比物用内镜进行胰腺和胆道检查。这会在不同程度上导致严重的并发症。而今天情况就大不同了，用MRI就可以获得相关的准确信息。同样，MRI也可以替代诊断性关节镜检查，后者是用光学仪器插入关节中诊断。不过，今天用MRI就可以获得关节软骨和十字韧带的清晰图像。而且由于没有侵入性仪器的介入，感染的危险也随之而消失。这显然是医学更为人性化也更能减轻人们痛苦的时代进步之一。

另一方面，2003年的诺贝尔生理学或医学奖也再次提示，多学科交叉不仅能出成果，而且能多出成果。2003年的诺贝尔生理学或医学奖的内容就是用物理或化学的方法和内容来研究医学，从而取得创造性成果，同时也被诺贝尔奖所青睐。

为什么交叉学科容易出成果呢？

科学的发展越来越多地呈现各种学科内容的交叉和融会贯通，这种趋势有多种原因。一是旧有的学科领地已经深耕细作得比较充分了，要挖掘出新成果相对困难；二是随着社会的需求和科学的发展，旧有学科的划分需要突破，新的学科则会应运而生，而新学科大多会建立在多学科的结合部位上；三是交叉学科本身就是一个新领域，在他人尚未耕种的土地上耕耘，获得新发现新果实的概率就会更大一些，也就是说有交叉学科是创新的基地之一。

交叉学科或运用交叉学科的技术和方法进行研究并非简单地把不同学科组合起来，而是有多种层次，例如，捆绑式学科交叉、混合式学科交叉、渗透式学科交叉和螯合式学科交叉。所谓螯合是具有两个或两个以上配位原子的多齿配体与同一个金属离子形成螯合环的化学反应。所有这些交叉都不可避免地会产生新的学科生长点，也会产生一些重大成果。

这也是2003年诺贝尔生理学或医学奖的重要启示。

找出说谎者

MRI的发明除了使得人类再也不必在黑暗中摸索并能看清自己和生物体内的器官外，它对人类生活的影响还在继续扩大。

今天MRI的特别价值是在大脑和骨髓的检查上，因为它不伤害组织和器官。MRI可用于检查几乎所有的人体器官，它的特殊价值在于提供大脑和骨髓清晰的图像，以帮助对这些部位疾病的确诊，如肿瘤。但是，随着这项技术和相关科学的发展，MRI不仅能帮助诊断难以诊断的疾病，还能让人类看到自己的思维过程，从而为研究思想和心理活动以及把这项技术运用到刑事侦破中创造条件。

双极精神障碍又称为躁狂性抑郁症，但常常会被误诊为抑郁症。其特征是广泛的处于两种极端的情绪波动。但是，今天可以通过辨别患者大脑中化学物质的异常而得到诊断。美国国立精神卫生研究所（NIH）的研究人员利用比过去强大1倍的磁共振扫描仪检查了42名成年人的大脑，其中一半的人以前被诊断为双极精神障碍。结果发现，在大脑控制行为、运动、视觉、阅读和感觉信息的区域出现了持续的5种化学物质的不同水平。

这说明，对待双极精神障碍是可以用磁共振扫描仪来帮助诊断的，只要确定了大脑中某种化学物质的浓度。而过去双极精神障碍只是通过医生与病人的谈话和问诊来诊断的，病人可以掩饰自己的一些症状，或只认识到他们的抑郁症，而认识不到他们的精神的另一面，即躁狂。所以，过去对双极精神障碍的治疗也主要侧重于对抑郁的治疗。但既然是双极性精神障碍，治疗就不应当只限于抗抑郁。利用磁共振技术发现双极精神障碍的医生波特就认为，需要通过明确大脑扫描来确诊双极精神障碍，并找到更好的治疗办法。双极精神障碍病人仅在美国就有约230万人。

利用磁共振技术在今天还可以来辨别谁在说谎话，谁是说真话。因为，MRI能显示说谎话和说真话的大脑部位有不同的活动。今天，在测谎仪面临巨大争议时，这一发现可以让MRI成为一种新型的测谎仪而介入司法领域。

美国费城坦普尔（Temple）大学医学院功能性大脑影像中心主任斯考脱·发罗认为，人的大脑似乎只有一些特定的区域参与了说谎话和说真话，而且能被MRI探测到。发罗和其同事对10名志愿者进行了测试。研究者让志愿者中的6人玩玩具枪，然后撒谎说他们没有拿玩具枪射击过。而志愿者中的3人作为观察者看到全过程，然后让他们说出所有的真相。另一名志愿者中途退出测试。

当让这两组人员说证词时，对他们同时应用传统的测谎仪和MRI图像进行监测，所用的MRI功率较强，能提供实时大脑活动的图像。结果显示，测谎仪的结果与MRI的结果有明显不同。研究人员发现，在大脑中总共涉及说谎的有7个区域，而说真话只有4个区域。总体上来看，说谎话比说真话时大脑活动得更厉害。

说谎导致大脑前部活动，主要是内侧下部和前中央区，以及海马回、颞中部区和颞部边缘区，大脑皮质的这些区域有一部分参与了情绪反应。而说真话者的反应是，MRI显示大脑额叶、颞叶的一部分和扣带回在活动。

当然，研究者认为这一试验是小规模的而且是有限的，而且受试者没有刻意要求欺骗仪器，所以结果还需更多的验证。而在同时使用测谎仪中就有人成功地通过了测谎仪，而没被测试出来。

对于这样的结果，研究人员认为要把MRI开发成新的测谎仪还需要进一步的研究，而且MRI测谎仪也会比较昂贵。但是这并不意味着不值得开发，尤其是在今天侦破恐怖主义分子和打击极其危险的犯罪集团时是值得的和有用的。

"读心术"能获得承认吗

　　磁共振成像技术获得诺贝尔奖意味着这一技术在医学领域的应用有了效果并得到承认，但是这一技术能否应用到人们生活的其他方面，如司法鉴定，却存在问题。这也意味着，诺贝尔奖成果其实并非万能的，而可能是人类科学探索的阶段性成果。美国的一个故事令人深思。

大脑受损导致罪行累累

　　52岁的布赖恩·杜根（Brian Dugan）可以说是罪行累累。1983年，杜根在伊利诺伊州的纳波维尔抢劫了10岁的珍妮·尼卡妮柯。随后，他把尼卡妮柯拖到他车子的后座上强奸了她并将其杀害。1984年，杜根看见一名27岁的护士驾车在车站等人，他强行进入她的车中强奸了她，并把她溺死在一个水池中。一年后，杜根再次犯案，把一名7岁的女孩从其自行车上拽下来强奸了她，然后杀害了女孩，把尸体捆上石头后沉入了一个水渠中。

　　在这名7岁女孩被害后的3周内，警察逮捕了杜根，同时也把他列为杀害护士受害的嫌犯。在律师的陪同下，杜根痛快地承认上述3桩罪案都是他所为。但是，检察官在提出对其量刑上有所矛盾。因为，检察官认为杜根对奸杀尼卡妮柯的情景描述并不太可靠。而且，最重要的是，在此之前，已经有两名罪犯因为涉嫌杀害尼卡妮柯而被处决。

　　鉴于上述种种问题，法庭没有对杜根判死刑，而是判了两次终身监禁。也因此，杜根被羁押了近20年。不过，现在杜根旧案重提。原因有二：

　　一是10年后两名被认定为杀害尼卡妮柯的嫌犯却最终被证明无罪。因此，尼卡妮柯一案在当地备受瞩目，而且像梦魇一样压在人们的内心。当地公众和检方要求重新公平审判尼卡妮柯案。

二是杜根的律师认为他们有时间来争取对杜根的宽大处理，他们愿意采用任何办法，包括现在最新的功能性磁共振成像检测杜根的大脑是否受损，这一技术已经获得2003年的诺贝尔生理学或医学奖。而且，律师也找到了愿意为杜根做检测的专业人员。如果检查能证明杜根的大脑受损，杜根则有可能被减轻判刑，甚至像精神病患者一样被宣判无罪。

对杜根进行功能性磁共振成像检查的是美国新墨西哥大学的神经科学家肯特·基尔（Kent Kiehl）以及其他技术人员。检查地点是在芝加哥的西北纪念医院。研究人员对杜根的大脑进行功能性磁共振成像检查持续了约90分钟，检测项目包括认知功能、注意力和伦理决策测试等。此后，研究人员让杜根吃了一块汉堡，又对其进行了深入的精神病学问话调查。测试结束后，杜根被押回芝加哥以西约50千米的杜佩奇县监狱。

里根总统遇刺案与罪犯大脑扫描

杜根的律师坚信功能性磁共振成像能帮助杜根是有理由的。功能性磁共振成像只是大脑扫描的一种，在此之前，美国司法实践中就在运用大脑扫描的证据了。例如，1982年，欣克利（John Hinckley）刺杀当时的美国总统罗纳尔德·里根。在审判中，欣克利的律师要求对欣克利做大脑计算机断层X线扫描（CT），以判断其大脑是否受损。

律师利用这一鉴定结果指出，欣克利的大脑轻微收缩，脑室异常增大，因此认定欣克利有精神缺陷。但是，检察院的专家证人认为，大脑扫描的结果是正常的。直到今天，CT的结果是否影响到了陪审团，人们并不清楚，但当时的结果是，陪审团认为欣克利精神错乱，认定其无罪。

早在20世纪，科学研究就发现，血流与血氧的改变（两者合称为血流动力学）与神经元的活性或活动有着密不可分的关系。神经细胞工作（活跃）时会消耗氧气，而氧气要借由神经细胞附近的毛细血管中的红细胞运输。因此，当脑神经工作时，其附近的血流会增加，以补充消耗掉的氧气。从神经活动到引发血流动力学的改变，通常会有1—5秒的延迟，然后在4—5秒达到高峰。这使得不仅神经活动区域的脑血流会改变，局部血液中的红细胞的浓度以及大脑血容积都会随之改变。

通过对大脑的电子扫描可以发现神经细胞以及供应其氧气的血流量的变化，从而诊断疾病、研究大脑的思维和认知功能。例如，另一种常用的大脑扫描是正电子发射计算机断层扫描（PET）。组成人体主要元素的短寿核素如11 C、13 N、15 O、18 F等可被受试者脑内活动的脑细胞和体细胞吸收（安全剂量），因而可以作为示踪剂。于是，不仅可让计算机断层扫描，迅速获得大脑和身体的多层面断层影像，而且还可以从分子水平动态观察药物在人体内的生理、生化变化，从而研究人体生理、生化、化学递质、受体乃至基因的改变。

如果使用同一个图像处理工作站，把PET和CT有机结合在一起，使两者的图像融合，可以更清楚地观察某种疾病，如肿瘤病灶的病理生理变化和形态结构，提高诊断的准确性。

此外，还有一种电子成像是磁共振成像，也是2003年诺贝尔生理学或医学奖的获奖成果，是利用人体组织中某种原子核的磁共振现象，将所得射频信号经过电子计算机处理，重建出人体某一层面的图像，此种技术也可以用于疾病诊断和科学研究。

冷血犯与功能性磁共振成像

把正电子发射计算机断层扫描和磁共振成像结合起来，就是功能性磁共振成像技术，它是通过检验血流进入脑细胞的磁场变化而实现脑功能成像，能描绘大脑许多部位更精确的结构与功能的关系。

基尔是美国利用功能性磁共振成像研究大脑生理和病理的专家之一。16年来他一直在收集像杜根这样的男性的资料，并认为他们的犯罪经常是冲动性的、暴力的，罪犯在回忆自己的犯罪时没有丝毫的悔恨和内疚。因此，这样的罪犯被视为是冷血的，社会上也称这样的犯人是冷血犯或冷血症。

但是，基尔认为，这些情况正好说明他们可能是精神病患者，而非真正的罪犯。据估计，这些人占成人男性的约1%，在男性囚犯中约占25%。为了找到这些人确凿的精神病证据，基尔一直在试图用功能性磁共振成像技术来检查他们大脑可能受到的损害。现在，基尔已经对新墨西哥州监狱的1000多名囚犯进行了功能性磁共振成像检查。

现有的医学理论认为，精神病人的大脑在边缘系统易于显示出明显的缺陷。边缘系统是大脑较为广泛的部位，包括梨状皮质、内嗅区、眶回、扣带回、胼胝体下回、海马回、脑岛、杏仁核群、隔区、视前区、下丘脑、海马以及乳头体等。这些区域的主要部分环绕大脑两半球内侧形成一个闭合的环，故此得名。边缘系统对人的记忆和情绪调控具有重要的作用。基尔以及其他以功能性磁共振成像技术研究大脑的专业人员认为，冷血症主要与杏仁核群的功能障碍有关，因为杏仁核群是负责情绪的一个脑区。

基尔的研究被美国一些媒体，如《纽约客》进行了报道，杜根的律师读后便请基尔为臭名远扬的杜根进行功能性磁共振成像检查。让杜根的律师感到欣慰的是，基尔竟然痛快地答应了这一请求。基尔答应请求的原因是，他认为自己的工作是为了消除精神病病人的污名并找到治疗他们的方法，从而让他们停止犯罪。但杜根的律师显然是另外的目的。嫌疑人在可能判决极刑的期间，辩方可以寻找种种理由来为当事人减刑，例如被告是受到虐待的未成年人和极端的情绪失控。基尔的研究则可能为杜根提供有说服力的证据，即他是一名精神病病人并且不能控制自己的杀人冲动。

因此，对杜根进行功能性磁共振成像检查，意味着杜根一案可能是世界上首个承认或否认该检查结果为法律证据的刑事案件。

科学结果成为证据的法律准则

然而，在美国包括功能性磁共振成像的结果能否成为法律证据是有一定之规的，这就是弗赖标准。弗赖标准始于1923年。当时联邦政府判处一名叫弗赖的人二级谋杀罪，而认定弗赖有罪的证据之一是测谎结果。但是，被告和律师提出上诉，认为凭借测谎仪所得的结果不足以证明弗赖有罪。哥伦比亚地区巡回法院在裁决中否定了测谎仪证据在谋杀案中的使用，因为该项技术还没有在相关的科学界得到接受。其后，美国大多数州法院就是否允许采纳新的科学证据都遵循了这一标准。

弗赖标准的核心是，一项科学原理或发现是否"普遍接受"包括两个方面：一是确定科学原理或发现所属以及相关的科学界的专门领域；二是判定这一科学领域是否已经接受该技术、原理或发现。而且基本的理论和用于产生结果的程序都必须得到相关领域科学家的普遍接受。

此外，美国的一些州在采用弗赖标准时还有第三条原则。例如，在加利福尼亚州需要认定，"证据的提出者必须证明在特定案件中采取了正确的科学程序。"如果程序不科学，即使是DNA证据也会被否定（美国1989年的一个案件就是据此否定了DNA证据）。

2009年10月29日，基尔参加了杜根案的"弗赖听证会"，在解释了功能性磁共振成像的原理和是否为专业界普遍接受后，杜根案的首席检察官约瑟夫·伯基特（Joseph Birkett）提出了一项折中意见。他认为，允许对杜根进行功能性磁共振成像会造成陪审团的偏见，因为这不过是由研究者所选择的明亮色彩和统计参数形成的证据。同时，其他检察官也指出，一些研究证明神经科学的解释会特别诱惑那些门外汉，例如造成陪审团最终的断章取义。

因此，伯基特允许对杜根做功能性磁共振成像，但是不允许让陪审团看到杜根的实际脑扫描图，基尔可以通过其他方式向陪审团解释和描述功能性磁共振成像。于是，对杜根的大脑扫描才得以进行。

检察官允许基尔用功能性磁共振成像来解释杜根一案也基于弗赖标准的不同解释。在一些州，例如加利福尼亚州，弗赖标准并不需要"科学界内部观点的完全一致"，加利福尼亚上诉法院认为，这种要求是"不可能的"。如果一项技术的使用被所属领域的多数成员接受即满足了鉴定的要求。因此，尽管功能性磁共振成像现在并未获得科学界的一致认同，但还是被允许在杜根案中用作鉴定。

辩方与检方针锋相对

2009年11月5日，基尔向陪审团作了6个小时的解释，主要是他对杜根进行功能性磁共振成像的结果，以及对杜根进行的3小时的精神病学谈话的结论。后者主要是对杜根进行黑尔精神病态量表（PCL）检测，杜根的得分高达38分（满分为40分）。这个精神病态量表通过问卷和谈话来量化受试者的人格和行为，涉及20个方面，是由基尔读研究生时的导师罗伯特·黑尔（Robert Hare）所创立。

基尔同时利用柱形图幻灯片和卡通大脑图像来解释功能性磁共振成像检测的结果。基尔证实杜根的大脑就像他的其他3项研究的对象的大脑一样在特定区域有活性的降低。在卡通大脑图像上，基尔用有标记的不同区域，如杏仁核群的大脑截面图显示，杜根的大脑活性异常，所以杜根大脑作出的决定就像精神病人一样，是没有理性意义的。

但是，检方召集的证人对基尔的证据进行了反驳。纽约大学精神病学家乔纳森·布罗迪（Jonathan Brodie）指出，首先是时效性存在问题。基尔对杜根的大脑扫描是在杜根杀害尼卡妮柯26年后，这就不可能知道杜根杀人后大脑发生了什么变化。杜根杀人时的大脑活性与现在的大脑活性并不一致。即使他现在的大脑有病变，也不能说明他杀人时的大脑有病变，也许当时他的大脑是完好的。

其次，杜根案存在平均值与个体差异的问题。布罗迪对陪审团举例说，专业篮球运动员大多数很高，但并非每个人都在6英尺（183cm）以上。从技术角度看，基尔的工作很专业，这不会有问题。但是，问题是他是用什么做的，这其中就有可怕的漏洞。即使功能性磁共振成像能可靠地诊断精神疾病，但是它也不一定能认定杜根就是在大脑受损时犯下罪行。因此，这不会在法官和陪审团的眼中减轻被告（杜根）的罪行。

最后，法律要落实到个人的理性、故意的行为，而非大脑解剖或血流上。美国宾夕法尼亚大学法学和精神病学教授史蒂芬·莫斯（Stephen Morse）也认为，大脑不会杀人，只有人才会杀人。

结果和争论

陪审团对杜根的判决是在布罗迪作证后4天进行的，呈现一波三折，跌宕起伏。当时，陪审团考虑了不到一个小时就做出了决定。有10人同意判处杜根死刑，但有2人选择判处杜根终身监禁。显然，这无法达成一致，因为对罪犯判死刑需要陪审团全体同意。不过，在等待被害人尼卡妮柯的家人到达法庭之时，陪审团的一名成员请求法官给予陪审团更多时间来考虑，法官同意了。

陪审团索要了几份证词，带回去进行更慎重的考虑，包括基尔的证词的副本。第二天，陪审团的所有12名成员都同意判处杜根死刑。不过，杜根的律师表示还会将此案上诉到美国最高法院。

基尔为杜根寻求大脑扫描的科学证据的做法不仅被很多同行视为怪异，而且在神经科学家和律师当中引发了争论。美国佐治亚州的爱默瑞大学医学院的神经学家海伦·梅伯格（Helen Mayberg）认为，这是对科学的一种危险的歪曲，很可能成为一种危险的先例。梅伯格也从事大脑图像来研究抑郁，自从1992年以来已经对10多名病人进行了大脑扫描。

尽管其他大脑成像技术已经在法庭中使用，但是功能性磁共振成像能否作为证据产生了激烈争论。这一技术揭示的是大脑中血流的改变，被认为与大脑活动相吻合，在研究中应用也很普遍。但是大多数功能性磁共振成像的研究是小规模的，难以重复，而且只是在一组人群的大脑比较中有差异，但并非个体的差异。这就难以解释个案。同时，功能性磁共振成像现在还较较少用于临床诊断。就连基尔也承认，当理解抽象词汇时，精神病患者大脑的某些区域比非精神病病人和正常人的活动性较低。但是二者之间也有重叠的地方。

　　当然，也有一些研究人员支持将功能性磁共振成像检测结果作为证据。美国宾夕法尼亚大学脑行为中心主任鲁宾·格尔（Ruben Gur）认为，大脑扫描是一种客观的精神状态的衡量。大脑扫描不会撒谎。如果大脑中有组织缺损，大脑扫描就能揭示出来。

　　格尔认为，对欣克利进行计算机断层X线扫描的证据被法庭采用说明了这一科学证据的真实和有效。之后，又有更新的大脑扫描技术出现，如正电子发射断层扫描，它可以检测大脑的代谢活性。格尔的研究小组对10多名精神病病人和几百名健康的志愿者进行了正电子发射断层扫描和结构性磁共振成像检测。MRI只是检查大脑的静态性结构，而且在疾病诊断上比功能性磁共振成像更有确定性。通过这种检查，格尔创立了一些标准，能预测一个人是否为精神分裂症患者。例如，仅从结构性磁共振成像的检查就可达到80％的准确性。格尔已鉴定了辩方声称为精神分裂症或大脑受损的约30例刑事罪犯。

　　虽然格尔的研究组能用正电子发射断层扫描和结构性磁共振成像的结果来判断一个人大脑是否受损或是有精神病，但要用这样的结果说服陪审团和法官也存在诸多阻力。当然，现在最大的阻力是功能性磁共振成像，因为该项技术的检测结果还不那么可信，因而也不太具有法律效力。基尔也认为，他的功能性磁共振成像只是判定某人大脑是否有病的标准之一，还要结合其他诊断手段，如精神病认知测试。

尽管基尔的工作和证词受到很多批评，但其从事的功能性磁共振扫描研究为人们认识犯罪提供了一个新的视角。自从2009年11月以来，基尔已接到10多名律师的请求，要求为其当事人进行功能性磁共振成像扫描。

基尔认为，自己对杜根进行功能性磁共振扫描的动机是双重的。首先，给予他一个机会，以研究美国历史上一个经典的精神病病人，包括对杜根的接近和查阅大量的案卷。其次，他有道德义务来教育陪审团和公众，让他们认识精神病。然而，在社会的压力下，精神病一直被视为是一种邪恶的疾病。

显而易见，功能性磁共振成像是否在将来成为法律上认可的证据，还需要这门学科的进一步发展和成熟以及社会是否承认和接受，就像测谎仪的证据一样。

公开讨要诺贝尔生理学或医学奖

对于诺贝尔奖相当多的人有共同的看法,它的遴选与颁发并非无懈可击或百分之百适宜。早就有评论说,诺贝尔奖是典型的前人栽树,后人享受。几乎每次诺贝尔奖公布后都有人站出来批评该年度的评奖落下了更应当获奖的某一位或几位更适宜的人选,但是诺贝尔奖评委会从来没有承认他们的评选有过什么错误。

也有人更重视诺贝尔奖的声誉而不在乎奖金,2003年就有一个人为了争得他认为应得的诺贝尔奖而花费了相当于他如果能够获奖所能得到的奖金。这个人就是美国纽约长岛福纳科技公司的缔造者和总裁、现年68岁的雷蒙德·达马迪安博士。

2003年的诺贝尔生理学或医学奖公布后,达马迪安就认为,2003年的诺贝尔生理学或医学奖是一个耻辱,两位获奖者的研究成果源自于他的对磁共振技术的最先发现。所以他自己斥巨资打广告讨要诺贝尔奖,而这种行动是诺贝尔奖颁奖历史上的第一次。

在2003年诺贝尔奖公布后几天,达马迪安就在《华盛顿邮报》《纽约时报》等至少3家美国主流媒体打出整版广告进行抗议,宣称当年的诺贝尔生理学或医学奖颁奖结果极不公平,是个"必须改正的可耻错误",他才是当年诺贝尔生理学或医学奖的真正得主或共同得主。达马迪安支付的报纸广告费高达29万美元,如果他真的能与其他两人获奖,他付出的广告费几乎相当于3人获得诺贝尔奖后每人应得的奖金数(100万美金的三分之一)。很显然,达马迪安看重诺贝尔奖的名声更甚于金钱。

达马迪安在这些广告中说，是他创造了医学上磁共振成像技术的真正突破，获奖者劳特布尔和曼斯菲尔德在这方面的发明完全是基于他当年的研究成果，诺贝尔生理学或医学奖的评奖结果严重忽视了他在磁共振成像技术中的真正贡献。因此他认为诺贝尔奖评委会做了一件他们根本无权去做的事：忽视真相，改写历史。达马迪安自信地声称，"如果没有我出生，那么今天就绝不会有磁共振成像技术！当我听到今年的诺贝尔生理学或医学奖颁奖消息时，我的反应是感到自己33年的成果和身份仿佛被人抢劫了似的！"

对于达马迪安的这一举动当然有不同的评说。支持者之一、美国纽约州立大学医学院院长尤金·菲吉尔森认为，"2003年的诺贝尔生理学或医学奖评奖结果将达马迪安排除在外，我们感到非常困惑、失望甚至愤怒，我们感到无法理解。磁共振成像技术可以说是站在达马迪安的肩膀上发展起来的。"但批评者却认为达马迪安的声明毫无理由。密歇根州立大学放射学教授波特切恩认为，"医学领域大多数人都认为诺贝尔评奖委员会的颁奖结果是一个正确的、尽职的决定。"同时美国约翰·霍普金斯大学的保罗·伯特利也认为，"毕竟我们无法用钱买来诺贝尔奖"。

那么，事实真相是如何的呢？熟悉达马迪安的人认为，他的确在磁共振成像技术领域做出过重要贡献。1971年，达马迪安在美国《科学》杂志上发表论文指出，通过磁共振检测，可发现癌细胞反射出的无线信号与健康细胞发出的信号明显不同，当时他曾自信地宣称，这项技术将会很快用于检测癌症。而且达马迪安当时设想制造出一个磁共振成像扫描仪，以便可以清楚地照射出人体内部的画面。为此他设计出了好几种制造该机器的计划，并申请到了几个专利。但是根据约翰·霍普金斯大学的放射线学者保罗·伯特利等人的说法，这里"有一个问题"，达马迪安从来没有将他的主意真正变成现实，也就是他的机器当时从来没有产生出图像。

对于这种各执一词的说法，诺贝尔奖评委会仍然是他们一贯的风格，即坚持他们的评选是认真的和适宜的。瑞典卡罗林斯卡医学院的乔恩瓦尔认为，2003年的诺贝尔生理学或医学奖颁奖结果是正确的，并且该奖项绝不可能再被改变。在诺贝尔奖颁奖历史上，以前还从来没有出现过被忽视的研究者像这样大打广告，要求评委会更改评奖结果的事件。只不过认为不公平的人会写信、打电话或共同签名要求评委会重新评审，把某一位或几位被忽视了的应该得奖的人重新考虑进去。

不过，诺贝尔奖评委会也说一不二，从未更改过他们的决定。所以，即使达马迪安的申诉是有理由的，诺贝尔奖评委会也是不可能更改自己的决定的。按惯例，评委会必须在颁奖后50年才能公开当时的评奖细节。

另一个可以作证的例子是1944年的化学奖。当年，诺贝尔奖评委会把化学奖颁给了德国化学家奥托·哈恩，奖励他在原子核裂变领域的发现和成就，但是当时许多人都认为哈恩的合作者、奥地利裔的利斯·迈特纳在这方面的成就绝不亚于哈恩，应该与哈恩共同分享该年度的诺贝尔化学奖，但众人的抗议并没有改变诺贝尔评选委员会的最终决定。

只不过那一年的抗议是别人为当事人打抱不平，2003年的诺贝尔生理学或医学奖却是当事人为自己鸣不平，而且不惜重金。这一行为表明，荣誉显然高于金钱。这似乎又是一种对待名声和金钱的态度。如果达马迪安错了，他的行为只不过是一出闹剧。但如果他对了，历史也无法重演，因为诺贝尔奖评委会是从不会认错的，他们把自己的荣誉看得更为重要。所以无论是达马迪安还是迈特纳的名声以及其他人的名声都是次要的。

第五章

闻香识女人

长期以来，

嗅觉一直是我们意识中一种神秘莫测的东西。

人能够识别和记忆约1万种不同气味的基本原理一直不被理解。

由于发现了气味受体和嗅觉系统组织，2004年10月4日，美国的理查德·阿克塞尔（Richard Axel）和琳达·巴克（Linda B. Buck）被瑞典卡罗林斯卡研究院诺贝尔奖评委会授予2004年的诺贝尔生理学或医学奖。

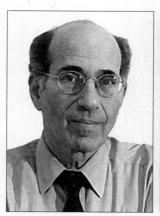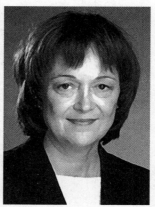

理查德·阿克塞尔　　　　琳达·巴克

图片摄影均为蒙坦 (U. Montan)

嗅觉的奥秘

嗅觉系统与人类的生活

长期以来，嗅觉一直是我们意识中一种神秘莫测的东西。人能够识别和记忆约1万种不同气味的基本原理一直不被理解。不过，2004年的诺贝尔生理学或医学奖已经解决了这个问题，而且在一系列的前沿性研究中，证明了人的嗅觉系统是如何起作用的。这些研究发现了一个大的基因家族，由约1000个不同的基因组成（占我们基因的3%），后者产生了相同数量的嗅觉受体类型。这些受体位于嗅觉受体细胞上，后者占据了鼻（黏膜）上皮上半部分的一小块区域，而且能嗅闻到我们吸入的各种气味分子。

每一种嗅觉受体细胞只拥有一种类型的气味受体，每一种受体能探测到有限数量的气味物质。因此，我们的嗅觉受体对几种气味是高度特异性的。受体细胞把细细的神经突起直接接通到独特的微小球囊区域，即嗅球，后者位于大脑的主要嗅觉区。而携带有同一类受体的受体细胞把其神经突起接通到同一嗅球。在嗅球中的这些微小区域气味信息又被进一步转换到大脑的其他部位。在这些部位，来自一系列嗅觉受体的信息进行结合，便形成了一种嗅觉类型。因此，我们在春天能清醒地体味到丁香花的香味，并且在其他的时候唤起这种嗅觉记忆。

美国纽约的理查德·阿克塞尔和美国西雅图的琳达·巴克于1991年联合发表了他们的基础论文。在论文中他们描述了一个非常大的约有1000个基因的气味受体家族。此后，阿克塞尔和巴克又进行独立的研究，在几个杰出的类似的研究中，他们从分子水平到细胞组织结构证实了人类的嗅觉系统。

某种东西尝起来美味可口时，它就成为嗅觉系统的一种主要的激活剂，以帮助我们品味我们视为实实在在的物质品质。比如，一种佳酿或一种成熟的野草莓能激发一整片气味受体，帮助我们察觉不同的气味分子。

而尿的气味在晚年能触发我们独特的童年的记忆或情感的瞬间，这种记忆或是愉快的，或是负面的。比如，一块并不新鲜的而且会导致身体不适的蛤肉会给我们留下经久不息的记忆，并阻止我们在以后咽下带有蛤肉的美味的任何菜肴。而失去嗅觉则是一种严重的生理障碍，为此我们不再能品尝不同食品的质量，而且闻不到警示信号，比如，来自大火的烟味。

对于大多数物种，嗅觉是至关重要的。所有的生物都能嗅出并鉴别其所处环境的化学物质。显而易见，能够鉴别适宜的食物和避免腐烂或不适宜的食物材料具有重大的生存价值。根据阿克塞尔和巴克的研究结果，鱼有相对少的气味受体，约100种；而老鼠则大约有1000种。人类则比老鼠略少一些，因为我们的某些基因在进化过程中丢失了。

嗅觉对于新生的哺乳动物幼仔是绝对重要的，因为它们要靠嗅觉来发现母亲的乳头并获得乳汁。没有嗅觉幼仔就不能独立生存。嗅觉对于许多成年动物也是至关重要的，因为它们要靠嗅闻气味来观察和了解其所处的环境。比如，狗的嗅觉上皮区域比人类大约40倍。

嗅觉系统是我们主要以分子技术破译的第一种感觉系统。阿克塞尔和巴克证明，我们基因的3%被用来编码嗅觉受体细胞细胞膜上的不同气味受体。当一种气味受体被一种气味物质激活时，嗅觉受体细胞中电信号就被触发并经过神经突起传递到大脑。每个气味受体首先激活一种成对存在的G蛋白，后者又转而刺激环–磷酸腺苷（或环腺苷酸，cAMP）的形成。环–磷酸腺苷是一种信使分子，可激活离子通道，让其开通，然后细胞被激活。

可喜的是，阿克塞尔和巴克证明了这个大家族的气味受体属于成对的G蛋白受体（GPCR）。

嗅觉的美妙感知

所有的气味受体都是相关的蛋白质，但是在特定的细节上有差异。这就能够解释为什么它们能被不同的气味分子所触发。每一种受体则由一条固定于细胞膜内并横穿细胞膜7次的氨基酸链所构成。由此，氨基酸链创建了一种黏合球囊，气味物质可以黏附于上面。在这种情况发生时，受体蛋白的形状便改变，导致G蛋白激活。

在每一种嗅觉受体细胞中都有一种类型的气味受体。阿克塞尔和巴克分别独立地证明了每个单独的嗅觉受体细胞只表达一种并且只有一种气味受体基因。因此，气味受体有多少，就有多少类型的嗅觉受体细胞。如果记录来自单独的嗅觉受体细胞电信号，就可能证明每个细胞不仅仅与一种气味起反应，而且也可能与几种相关的分子起反应，尽管有强度的不同。

巴克的研究小组查验了个体嗅觉受体细胞对特殊气味物质的敏感性。通过吸管，他们排空了每个细胞的内容物，并精确地证明是哪一种气味受体基因在这种细胞中被表达的。通过这种方式，他们能把相应的气味反应与某种细胞所携带的具有特别类型受体的特异气味（物质）对应起来。

大多数气味是由多种气味物质分子构成的。每种气味分子激活几种气味受体。这就导致了一种结合密码以形成一种"气味类型"。这种情况有点类似五色布片缝成的被子的颜色或马赛克的色彩。由此才构成了我们识别气味的能力的基础并且形成了约对1万种不同气味的记忆。

不过，每个嗅觉受体细胞只表达一种单独的气味受体基因的发现是过去人们完全没有预料到的。阿克塞尔和巴克通过确定大脑中第一个中转站组织深化了他们的研究。嗅觉受体细胞把它的神经突起送到嗅球，在嗅球中约有2000个精确限定的微小区域，即球囊。球囊大约是嗅觉受体类型细胞的2倍之多。

阿克塞尔和巴克相互独立地证明了携带有同一类型受体的受体细胞把其突起聚集到同一种球囊中。阿克塞尔的研究小组使用复杂的基因技术证明小鼠在这一过程中的受体角色。来自具有同一受体细胞的信息聚集到同一球囊证明球囊也具有显著的特异性。

在球囊中我们不仅能发现来自嗅觉受体细胞的神经突起，而且发现它们与下一个水平的神经细胞——僧帽状细胞联系在一起。每个僧帽状细胞只由一个球囊激活，因此，信息流的特异性（即某种特殊的气味）得以维持。通过长长的神经突起，僧帽状细胞把信息传递到大脑的几个部位。巴克证明，这些神经信号（信息）到达大脑皮质的精确的微小区域。因此，来自几种类型的气味受体的信息在大脑皮质整合为一种气味类型特征。最终气味得到破译，并使得我们产生了气味识别的有意识的体验。

阿克塞尔和巴克所发现的嗅觉系统的一般性原理似乎也可以应用到其他感觉系统。比如，信息素是一种能影响不同社会行为的分子，特别是在动物中。阿克塞尔和巴克相互独立地发现，两个GPCR家族能探测到信息素，它们位于鼻黏膜上皮的不同区域。舌头上的味蕾也拥有另一个GPCR家族，它们与我们的味觉息息相关。

闻香择伴侣

其实嗅觉原理的发现只不过揭示了人类生理功能的一个很小的侧面，但仅仅是这一个侧面也足以让人们能过着丰富多彩和千姿百态的生活，比如最使人们心旷神怡的浪漫爱情、婚配、生儿育女和种族的繁衍都与气味有着千丝万缕的联系。

电视速配并不荒唐

电视速配是一项男女老幼都喜欢的电视综艺节目，但很多人认为这样的速配爱情就像速食面（方便面）一样，只充饥不管饱，只是好玩，并不能当真。这样的节目对电视台来说不过是招徕观众、提高收视率并因而获得大额广告的手段，而对观众来说只不过是娱乐。试想，终身大事岂能靠如此短的时间就能搞定的？

然而，电视速配其实也有科学道理，原因之一就是男女双方可靠其接触的时候识别自己所喜爱的异性气味，由此指导自己选择适合的伴侣，当然，这种选择主要是由女性来决定的，这种现象不仅人类存在，许多动物也是如此。

在人类爱情的历史上早就不乏女性闻男性的衬衫来选择选伴侣的，研究人员认为这是人类进化中在嗅觉上保留的选择合适的异性的一种本能，借此来选择与自己基因差异较大的异性，从而有利于后代的健康。因为，基因不同，气味也不同，免疫系统也不同，这样的差异正好可以取长补短，有利于后代的健壮。当然，这也是一种两性生物多样性有利于进化的深层次解释。而识别和选取与自己有不同基因的伴侣正是靠在短时间内对对方气味的辨识，因而电视速配更多的是靠气味来完成的。美国罗得岛布朗大学的雷切尔·赫芝调查了166名女性，让她们谈自己感受到的男性吸引力有哪些，其中特别调查足以吸引她们与男性同忱共欢的魅力是什么。在包括相貌、嗓音、皮肤感觉等诸因素外，这些受调查者都谈到，男人的气味是首要的吸引因素。这些志愿者说，身体气味在决定她是否与一个男人过性生活中具有特别重要的作用。

对其他高级哺乳动物的研究也证明了这种情况。比如，过去对老鼠的许多研究表明，雌鼠选择伴侣是靠嗅雄鼠的气味来进行，反之亦然。雌鼠青睐的雄鼠常常是那些气味迥然，因而免疫力也不同于自己的雄鼠，因为气味不同免疫性也会截然不同，而这些特性都是由基因所决定的。所以对老鼠择偶选择迥然不同于自己气味的解释是，这有利于它们的后代，能生育出健康强壮的幼鼠，因为这符合基因互补、取长补短的原则。

闻香择伴的原理

不管异性之间的气味是否有吸引力，从基因角度来探讨也许能获得一些答案。研究发现，基因可能影响异性的气味和免疫性。每个人都与他人是不一样的，在人类即使单卵双胞胎也不可能完全一致，正如世界上不可能有两片完全相同的绿叶。而人与人的差异则是由单核苷酸多态性(SNP)所决定。其中人们现在知道得稍多一些的是人的主要组织相容性复合物(MHC)。每个人都拥有唯一的MHC基因组合，而MHC基因正是为人体内各式各样的免疫成分编码的，它位于人的第6染色体上，同时也决定着每个个体各自的气味特征。

比如，人体的汗腺、生殖腺、皮脂腺等都会分泌一些化学物质，并由此而散发出特定的气味或香味。而这些化学物质大都由MHC基因编码所产生，由此影响着体液，如尿液、血液、乳汁甚至汗液中挥发性酸类的浓度，也因此而使每个人具有特定的身体气味，或性吸引力的气味，从而对特定的人群产生较强的性吸引力。正如一个电台发射出特定频率的电波，只有收音机的接收频率调到相应的频道才会接收到信息。所以，一个人所特有的由MHC基因编码产生的化学气味信息，只能由拥有特定频道的一类人才能接收到，这就是性吸引力所具有特异性的原因。

动物实验证明了这个原理。美国费城化学气味中心的研究人员发现，他们实验室中的老鼠可以通过嗅闻实验人员的尿液来区分具有不同MHC类型的研究人员。这证明MHC基因影响着人身体的气味，也决定着人的性吸引力。

那么，特定个体的性吸引力气味又是如何被特定的异性所接收的呢？2004年诺贝尔生理学或医学奖授予的气味传导途径原理合理地解释了异性的特殊气味是如何被特定异性所感知的。位于人类，也包括哺乳类动物鼻黏膜组织上的感觉神经细胞可以接收1000多种的气味，因为这些神经细胞对每一种气味有一种相应的一个受体。这些受体的另外一端直接连接到大脑的嗅球中，嗅球中含有被称为"小球"的结构，再由嗅球把气味信息传到大脑皮质的嗅觉中心（梨状皮质），大脑就是通过这样的途径感受不同的气味，包括异性的气味的。

当然，由于每个人MHC有差异，其编码产生的化学物质也有差异，也就产生了气味差异，这就表现在一个人或一类人只对一些人或一类人具有性气味所产生的吸引力。在现实生活中，人们择偶时是不可能借助今天的实验室条件来辨别对方与自己的基因是否有差异，从而决定谁是自己最为适宜的伴侣。因此，在择偶时，气味就帮了人的大忙，使人能通过嗅闻气味就能明白对方是否与自己的基因差异大，因而是否是自己最适合的伴侣。

气味差异越大就越香

人们通常说的"闻香识女人"中的香味在选择伴侣的吸引力通常是指有差异的气味，而且差异越大，气味就越香，也就越吸引特定的异性。一些人类学的调查对此作了较好证明。

美国芝加哥大学遗传学家卡罗尔·欧伯10年来一直研究北美的宗教社区，最著名的是赫特人社会。在赫特人氏族社会，女性对男性的择偶具有重要意义，所用的择偶方式之一即采用闻气味的方法。赫特人是一群一群分隔的社会群体，但在共同的土地上耕种，在自己的族内通婚。从宗族树的追踪可以发现他们在16世纪有共同的欧洲祖先。单身男人和女人常在邻居家会面。他们一同工作，参加婚礼。他们不用香水或除臭剂，因此完全地、最大限度地利用MHC基因所赋予的自然气味。他们只结婚一次，禁止离婚，而且他们是为爱情而结婚。一旦结婚，他们以大家庭为最高价值，很少采用避孕措施。

那么赫特人是否趋向于与自己有相似的MHC的人结婚呢？欧伯等人对此作了调查研究。他们从31个赫特村落选择了411对夫妇作调查。试验在于想知道有多少对夫妇是因为第6染色体上相似的MHC基因而结婚。排除了其他因素，如婚后女性总是向丈夫的家族迁移，赫特人不与堂(表)兄和堂(表)妹结婚等。研究表明，具有相似MHC基因的人趋向于不通婚，MHC基因相差越大通婚可能性越大，即气味差距大的人通婚的可能性越大。

气味的作用有多大

当然也有相当多的人怀疑，嗅觉能否真的在选择伴侣中起重要作用。虽然许多研究证明，在多数生物中，化学感觉信号都被用来吸引和选择配偶，比如从病毒到植物，从老鼠到人类，但除了化学气味信号外，生物还使用其他所能利用的一切方法来择偶。

对雌鼠的研究发现，雄鼠的气味有时能加速雌鼠的青春期发育、促使排卵甚至诱发流产(因为促使胎儿早熟)。与老鼠相似，人类至少也在生殖的某些方面利用气味的作用。1998年美国芝加哥大学的研究人员发现，居住在一起的女性具有相同的月经周期时，她们确实靠化学物质如信息素来相互影响生殖周期。

这不仅说明了气味的作用，也说明了MHC的作用，因为MHC也决定一个生物个体特定的气味。

一个更为离奇的实验说明了气味的重要性。美国费城化学气味中心的研究人员发现，他们实验室中的老鼠可以通过闻实验人员的尿液来区分具有不同MHC类型的研究人员。这个研究极大地证明了MHC基因影响着人身体的气味，正如对啮齿类动物所做实验得出的结果一样。研究人员认为基因也许影响着体液，如尿液、血液、乳汁甚至汗液中挥发性酸类的浓度，这些因素反过来可以以性气味物质的形式起作用。

嗅觉器官和传导途径的作用

但是即使MHC基因起作用，但是具体是什么样的MHC基因起作用并影响到人的气味，也同时影响到人的择偶和两性关系，这些问题显然还不能准确回答。不过动物实验从另一个角度证明了气味在动物择偶和性行为中的作用，也从另一角度解释了2004年诺贝尔生理学或医学奖的内容。啮齿动物拥有一种叫作鼻骨器(VNO)的结构，位于鼻子的上部。由于这一结构的存在使动物能闻到化学气味信号。

VNO系统的解剖特征是绕行通过大脑的知觉中心并且直接到达大脑的杏仁核和下丘脑，而后两者正是控制性行为的大脑中心之一。实验表明，大多数拥有VNO的动物如果鼻子上部这一区域被切除，其生殖行为就会受到破坏。

那么人有没有这样的鼻骨器并通过鼻骨器使气味与性爱结合起来呢？研究发现，在人的婴幼儿早期发育时期，人们似乎有这样一个类似于VNO的结构，但成年后这一组织系统就退化了，因此是否VNO在人的闻香择伴侣中起作用，还有待更多的研究来证明。不过，人还比其他哺乳动物拥有更多的嗅腺，这也证明，人是可以依赖气味来体味性爱的幸福，并以此作为择偶的标准之一。

当然，尽管"闻香择伴侣"有一定的科学原理和基础，但要获得真正完美的解释还需要深入的研究。可以肯定的是，在今天人类的择偶行为和途径中，气味和嗅觉是必不可少的一种方式，但并不是唯一的方式。更何况，气味和嗅觉的方式只能从自然属性方面加以解释，并不能解释人们在教养、文化和性格上的差异与相似而导致的对伴侣选择的千差万别。因此，选择伴侣是复杂的，婚姻和爱情也是复杂的，不可能仅仅靠气味就一闻定终身。

和平奖是否该颁发给环保人士

尽管诺贝尔奖代表一种至高的荣誉、耀眼的光环、被广泛确认的成就，甚至在一定程度上被视为普世价值，但自从诺贝尔奖颁发以来就一直拖着一个影子——争议与是非。越往前走，越接近当代生活，诺贝尔奖身后的影子拖得越长，争议越激烈，是非越复杂。

通常诺贝尔奖的争议与是非分为两大类，一是关于自然科学奖项，表现为成果是否真实，获奖者是否实至名归；二是文学奖和和平奖，充满了意识形态之争和是非之辩。但是诺贝尔奖所引起的争议似乎已经不再局限于这两类问题了，而是进一步涉及诺贝尔奖的名称与内容是否相符，以及未获奖者的公开声言不公正，甚至抗议。

2004年的诺贝尔和平奖授予肯尼亚环境和自然资源部副部长旺加里·马塔伊（Wangari Muta Maathai），以表彰其在"可持续发展、民主与和平"方面所作出的贡献，她的行动是对生态可持续发展真正的基础进行保护和加固。她于1997年启动了"绿带运动"，在近30年里动员贫穷的非洲妇女种植了近3000万棵树，在保护生态环境的同时为上万人提供了就业机会，消息一经宣布当即在世界引起了争议。尽管旺加里·马塔伊在获奖后就提出了一个让人们感到惊异的观点——艾滋病是西方实验室发明的一种特殊的生物制剂，它（艾滋病病毒）是被科学家制造出来并用于生物战的，与其他人种相比，死于艾滋病的黑人要多得多——但人们的争议并非围绕她的观点和她是否该获得这个奖项，而是争论和平奖是否可以颁发给环境保护人士。换句话说，诺贝尔和平奖是否与环保有关。

提出不同意见的人认为，全球现在都在关心中东战争、恐怖主义、核扩散和生物武器等，但这个时候诺贝尔和平奖却颁发给环保人士，这样做无疑淡化了诺贝尔和平奖应有的意义。挪威进步党领导人卡尔·哈根的意见可能最具代表性。他认为，诺贝尔奖创立者阿尔弗雷德·诺贝尔的本意是要将该奖项授予致力于和平事业的个人和组织。但奇怪的是诺贝尔奖金评委会却完全忽视当今世界动荡的现实，将和平奖颁发给一名环保主义者。

还有一些人认为，把和平奖颁发给环保人士就是把和平奖的内容解释得太为宽泛。挪威前外交大臣艾德就认为，如果将和平与安全的定义下得太广，将冒着破坏和平奖核心作用的风险。最后只能导致一种结果，只要好便是和平。

但是，针锋相对的意见来自挪威首相邦德维克和其他一些人。他们首先祝贺马塔伊获得诺贝尔和平奖，并认为，这是为了表彰她在可持续发展、民主与和平方面做出的贡献。挪威的《晚邮报》甚至详细地分析了环境保护与和平的关系，以此证明马塔伊的获奖是当之无愧和该奖并没有名不符实。该报提出的理由是，人们可以问植树与和平有什么关系，而答案是明显不过的。

比如，从亚马孙、海地、中国和非洲都可以找到植树与和平的关系。这些地方对森林的乱砍滥伐、土壤沙漠化和气候的恶化改变了数千万人的生活条件，导致饥荒和贫困，并引发公众与国家之间的紧张关系。由此看来，这次颁发的和平奖具有非传统的因素，也令人激动。这无疑是说，环境保护有利于社会的经济增长和人们的安居乐业，因而也促进了社会的稳定和人类的和平。与此相类似的观点当然是做出把和平奖授予环保人士的诺贝尔奖金委员会。他们认为，应当将这一奖项的范围扩大，比如，承认环境保护也是重大的国际问题。而以前所增加的内容，如人道主义和人权活动方面的工作已经得到世界的认可。

上述两种观点也许都有一定的道理。反对者是要遵循诺贝尔临终前的遗愿，把和平奖的定义严格限制在直接促进和平的成果方面。而支持者和诺贝尔奖金委员会则表现出了与时共进和改革、扩大诺贝尔和平奖评选成果范围的愿望，并付诸行动。因此两种意见的交锋也未尝不是一件好事。

独立之精神和与时俱进

2004年的诺贝尔奖按多年的传统日程于12月10日分别在挪威首都奥斯陆和瑞典首都斯德哥尔摩进行。尽管瑞典国王卡尔十六世·古斯塔夫以及瑞典政要和各界名人当天下午聚集在斯德哥尔摩市音乐厅，但正如艾尔芙蕾德·耶利内克在10月份所表明的态度一样，这位诺贝尔文学奖获得者没有出现在颁奖人群中。这似乎成为了多年来诺贝尔奖的一个亮点。

耶利内克是否真的拒绝诺贝尔奖人们不得而知，因为她并没有表明是否拒绝诺贝尔奖奖金、奖章和证书，但现在至少是她在形式上拒绝了诺贝尔奖。她的拒绝理由一是认为自己没有资格获得这一大奖，二是不认为自己的诺贝尔奖是"奥地利的花环"，她与现在的奥地利政府完全保持着距离。

获得诺贝尔奖一般会被视为一个人一生所拥有的最大的或巨大的荣誉，所以很少有人不会欣然接受并感到万分荣耀、兴奋、激动、喜悦。获奖者通常会有心理学家所描述的成功者的颠峰体验，这种颠峰体验不仅是在获得巨大成功与成就时的自豪与骄傲，而且还圆满地解释了一个人之所以能走向辉煌的动力。

但是，耶利内克偏偏要采取拒绝或不合作的态度与行为。不过，在她阐明拒绝的理由时会让人感到，她应当有自己的思维和行为方式，而要做一个特立独行的人是多么难能可贵。因为，在现实世界中最缺少的就独立之思想，自由之精神。然而，在这种表现后面的还有更深刻但又最简朴的理由，事物和人都是参差多态的，一般人都看好的并要努力争取的诺贝尔奖并非适用于每一个人。也就是说，对一个人是良药的东西，对另一个人却是毒药。这在真正拒绝诺贝尔奖的萨特身上表现更为突出。

1964年萨特拒绝诺贝尔文学奖时提出，一个作家只有运用他写下来的文字来行动。他所能够获得的一切荣誉都会使其读者产生一种压力，而这种压力是不可取的。同时作家应该拒绝被转变成机构，哪怕是以接受诺贝尔奖这样令人尊敬的荣誉为其形式。所以，诺贝尔奖这种在一般人看来是巨大的荣誉在萨特看来就不是荣誉，反而是限制自己的桎梏或牢笼，因而对于他只不过是"毒药"。

正因为如此，耶利内克和萨特的价值观和生活态度在"诺贝尔奖情结"广为流行的今天有一种实在的独特意义，至少说明这个世界是参差多态也需要参差多态的。

2004年的诺贝尔奖颁奖的亮点还在于，肯尼亚环境和自然资源部副部长旺加里·马塔伊于12月10日在奥斯陆接受了和平奖的奖金和证章、证书，但在此之前就有人认为环保并不应当获得诺贝尔和平奖。但是，马塔伊的获奖给我们传递着更多的信息。

从对人的生命和健康的关怀到对人类终极命运和可持续发展的关怀，是人文关怀的发展主线。这次和平奖的颁发已经成为一个强烈的信息和风向标，环保属于和平事业的一部分，环保也是对人类健康和生命，对人类命运的最长远和最有价值的关怀。这次和平奖的颁奖更有可能像1962年蕾切尔·卡森（Rachel Carson）《寂静的春天》出版一样，会改变人类思维和行为的方向，保护环境就是对人类命运的长远关爱和精心呵护。而且，另一方面也说明，随着时代的发展，诺贝尔奖这样古老的奖项也需要与时俱进，进行改变或改革，把环保列入和平奖的视野正是一种改革，而这是现实的迫切需要。

比如，尽管欧洲和北美是全世界环境保护做得最好的地区，但世界自然基金会（WWF）的一项调查发现，欧盟13个国家环境部长的血液中含有55种各种各样的有害身体甚至致癌的化学物质。在被视为世界净土的北极也发现，北极因纽特人体内和北极动物如北极熊、海豹体内中持久性有机污染物（POPs）蓄集浓度最高。因纽特人的乳汁中也发现了高浓度的POPs，同时在我国以广州为代表的珠三角地区母乳中滴滴涕含量也严重超标。

今天，地无四方，民无异国，都在遭受环境污染的危害。在这样的情况下，2004年的诺贝尔和平奖颁予环境保护人士就更凸显了人文关怀的重要意义。保护环境就是保护人类，关爱环境既是重要的人文关怀，也是人类获得可持续发展，并维护人类终极和平的重要手段。

第六章

胃酸中生存的细菌

2005年的诺贝尔生理学或医学奖授予的是一个重大而又意外的发现，
即胃部炎症（胃炎）和胃或十二指肠溃疡（溃疡性疾病）
是由于幽门螺杆菌的感染所引起的。

2005年10月3日瑞典罗林斯卡研究院诺贝尔奖委员会把今年的诺贝尔生理学或医学奖授予了巴里·马歇尔（Barry J. Marshall）和罗宾·沃伦（J. Robin Warren），因为他们发现了幽门螺杆菌和其在胃炎和消化性溃疡疾病中的作用。

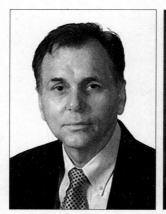 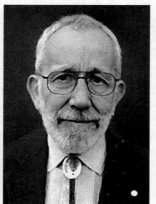

巴里·马歇尔　　　　罗宾·沃伦

图片摄影均为蒙坦 (U. Montan)

幽门螺杆菌的真面目

不约而同的发现

2005年的诺贝尔生理学或医学奖授予的是一个重大而又意外的发现，即胃部炎症（胃炎）和胃或十二指肠溃疡（溃疡性疾病）是由于幽门螺杆菌的感染所引起的。发现这种致病菌的是澳大利亚佩思的病理学家罗宾·沃伦（生于1937年），他发现在接受生物活检的约50%的病人的胃下部（窦部）寄居着一种卷曲的细菌。沃伦进一步的细致观察发现，一些炎症的指征总是出现在紧靠着发现细菌的胃黏膜部位。

作为年轻的同行，巴里·马歇尔（生于1951年）也对沃伦的发现产生了兴趣，于是两人开始了对100名病人生物活检的研究。经过几次尝试后，马歇尔成功地从几个生物活检组织中培养出了当时尚不知晓的细菌菌株，即后来命名的幽门螺杆菌。两人一起发现这种细菌几乎出现在所有胃炎、十二指溃疡或胃溃疡病人身上。基于这些结果，他们提出幽门螺杆菌涉及这些疾病的病因学。

后来，即使消化性溃疡可以通过阻止胃酸的产物来治愈，他们也一直沉迷于自己的研究，因为胃部的细菌和慢性炎症仍然存在。在治疗研究中，马歇尔和沃伦以及其他人证明，仅仅清除了病人胃内的细菌就可以治愈他们的消化性溃疡。由于马歇尔和沃伦的探索性发现，溃疡性疾病再也不是一种慢性的常常使人们失去工作能力的疾病了，而是可以通过短期的抗生素和抑制胃酸分泌的方法予以治愈。

此外，他们还发现幽门螺杆菌会导致终生的感染。幽门螺杆菌是一种螺旋状的革兰染色阴性细菌，它们寄居在约50%的人群的胃中。在社会经济水平较高的国家幽门螺杆菌大大少于发展中国家，而且在发展中国家几乎每个人都可能染上幽门螺杆菌。这种感染在幼儿时就形成了，通常是母亲传递给孩子，而且细菌可能留存于胃中直至其余生。这种慢性感染起始于胃下部（窦部）。正如沃伦首先报道的一样，幽门螺杆菌总是与胃黏膜下的炎症相联，这也由炎症细胞的浸润所证明。

诱发多种疾病

虽然幽门螺杆菌的感染通常没有症状，但它可以引起溃疡。炎症的严重性和在胃内的位置是至关重要的，因为这些结果都由幽门螺杆菌感染所致。尽管在大多数人中幽门螺杆菌的感染没有症状，但是在10%-15%的感染者中却会在一段时间后出现溃疡性疾病，这种溃疡十二指肠比胃部更常见，而且还会出现严重的并发症，如出血和穿孔。

现在的观点是，由幽门螺杆菌感染导致的胃末端的慢性炎症会引起未受到感染的胃上部胃酸的的增多，这就易于使溃疡向更为脆弱的十二指肠发展。当然，与幽门螺杆菌相关联的还有更为严重的感染。一些人的幽门螺杆菌还会感染胃体，这就导致了更广泛的炎症，不仅易于形成胃体的溃疡，还会导致胃癌。过去50年胃癌在许多国家的发病率已经下降，但在癌症的死亡率上仍在世界排名第二。

胃黏膜中的炎症对于胃部特殊类型的淋巴瘤（MALT瘤，即黏膜相关淋巴组织瘤）也是一个危险因素。因为当抗生素消灭了幽门螺杆菌时，这种淋巴瘤可能会缓解。幽门螺杆菌在这种肿瘤的长期存在中起到了重要作用。疾病或幽门螺杆菌与人类宿主之间的相互作用不仅仅出现在人类，而且幽门螺杆菌也适应了胃部环境。比如，只有少数感染了幽门螺杆菌的人才会发展成胃病。

不过，幽门螺杆菌是变化多端的，不同的菌株在各个方面，如黏附在胃黏膜上和引发炎症的能力有明显的不同。最为引人注目的是，即使在同一个单独受感染的个人身上所有的细菌也不是同一的，而且在慢性炎症时期细菌也适应了随时间而改变的胃部环境。同样地，人群中的遗传变异也会影响到他们对幽门螺杆菌的敏感性。直到最近，才建立起这样的动物模式——蒙古沙土鼠模型。对这种动物的消化性溃疡疾病和恶化转移的研究可以给予我们理解这类疾病机制更详细的信息。

用抗体实验、内镜获取活组织进行生物活检或非侵害性呼吸检查胃部细菌的一种酶的产量等，都可以确诊幽门螺杆菌感染。虽然抗生素可以治疗幽门螺杆菌感染，但是如果不分清红皂白地使用抗生素，如对健康的携带幽门螺杆菌者，则可能导致严重的问题，使这些细菌对抗生素产生耐药性。因此，对于没有胃或十二指肠溃疡病的人使用抗生素治疗幽门螺杆菌感染应有限制。

人类的其他慢性炎症疾病，如节段性回肠炎、溃疡性结肠炎、类风湿关节炎和动脉粥样硬化也是起因于慢性炎症。沃伦和马歇尔发现人类最普通的一种疾病——消化性溃疡疾病发现具有微生物致病的因素，同样会激励人们对其他上述疾病探索有无微生物在起作用，或是可能的病因。即使目前还没有确切的答案，但最近的一些资料已清楚地提示，人类免疫系统无法识别微生物的产物将导致疾病的发展和恶化。幽门螺杆菌的发现已经引起对慢性感染、炎症和癌症之间联系的更深入的认识。这也是沃伦和马歇尔研究结果的重要意义之一。

挑战正统教条的成果

2005年的诺贝尔生理学或医学奖授予马歇尔和沃伦也在于他们具有坚韧的精神和一种有准备的挑战正统教条的心态。通过使用一般性的技术（纤维内镜、组织切片银染色剂和培养基技术研究微量需氧细菌），他们创立了一个无可辨驳的的理论，幽门螺杆菌是疾病的病因。而通过对细菌的培养，他们也让自己的理论经得起科学研究的检验。

时光追溯到1982年，马歇尔和沃伦发现幽门螺杆菌时，当时普遍认为压力和生活方式是溃疡性疾病的主要原因。但是，今天已经可以确认幽门螺杆菌导致了90%以上的十二指肠溃疡和80%以上的胃溃疡。幽门螺杆菌感染与后来的胃炎及消化性溃疡疾病之间的关系也已通过志愿者的实验、抗生素治疗的研究和流行病学的研究得以证实。

但是，在过去的岁月，沃伦和马歇尔的研究结果并不为人所重视，甚至被认为有点离经叛道。1979年4月，当时在澳大利亚佩思皇家医院工作的42岁的沃伦在一份胃黏膜活体标本中，意外地发现一条奇怪的蓝线。用高倍显微镜观察的结果是有无数细菌紧粘着胃黏膜上皮。以后沃伦又在其他活体标本中发现了这种细菌。由于这种细菌总是出现在慢性胃炎标本中，沃伦认为这种细菌和慢性胃炎等疾病可能有密切关系。

当然，沃伦的这种看法并不符合当时"正统"的医学理论。当时的医学界除了认为压力和生活方式是溃疡性疾病的主要原因外，还认为人的胃内环境是强酸性的，无论什么细菌进入胃中都会被杀死，因此健康的胃是无菌的。受到这些正统的医学理论和质疑的影响，后来与沃伦合作的马歇尔在一开始也对沃伦的假说没有什么兴趣。后来，同在佩思皇家医院的马歇尔碍于情面，为沃伦提供了一些胃黏膜活体样本，并进行了相关试验。他惊讶地发现，沃伦的观点是正确的。而沃伦的妻子也是坚定支持他的人之一，沃伦在他的回忆录中写道，他特别感谢当年妻子给他的支持和帮助，"当没人相信我的时候，她坚定地支持我。"

再后来，为了获得更多的证据证明这种细菌致病的作用，马歇尔和名叫莫里斯的医生还自愿进行了人体试验。他们服用经培养的细菌后都患了胃炎。马歇尔很快就痊愈了，但莫里斯则费了好几年时间才治好。

沃伦和马歇尔的研究结果相继发表后，尤其是发表在权威医学期刊《柳叶刀》后，才引起了全世界的关注和信服。同时，也是在马歇尔和沃伦的发现之后，对幽门螺杆菌的研究才加强了，隐藏于疾病之后的病理机制持续地得到揭示。世界各大药厂也陆续投巨资开发相关药物，也就为后来治疗人类最普通的疾病之一——消化性溃疡疾病奠定了基础。所以，沃伦和马歇尔的获奖是当之无愧的。

同行的评价

对于沃伦和马歇尔的研究，瑞典卡罗林斯卡研究院诺贝尔奖委员会10月3日在斯德哥尔摩举行的新闻发布会上，该委员会成员之一斯塔凡·诺马克（Staffan Normark）评论说，澳大利亚人的细菌致溃疡理论是"完全相左于传统的知识和教条"，因为大多数医生都坚信溃疡源自压力和胃酸。

英国牛津的英国皇家学会主席罗德·梅评论说，这两位研究者"对上世纪后50年医学领域的观念产生了最根本的和重要的变革""他们的成果导致了胃病是传染病的认知，颠覆了以前胃病是生理性疾病的概念。"

现为佛吉尼亚大学医学教授的美国胃肠病学协会主席大卫·普拉博士（David A. Peura）则认为，两位获奖者的研究"革新了我们对溃疡性疾病的理解"，并且"给千百万人带来了希望"。普拉博士回忆说，1983年他作为一名胃肠病学家还在军队服役，当时读到沃伦和马歇尔关于胃肠病的新观点时完全难以苟同，"我认为这简直就是狂妄"。但是，他承认他和他的同事对这个理论很感兴趣，很快他们就发现按沃伦和马歇尔的理论使用针对幽门螺杆菌的抗生素，就能治愈他们的病人的溃疡。

普拉博士还说，"这个理论是如此有趣，以致很多人都试图反对它，但又办不到，所以我们所有人到后来不得不信服这个理论。"普拉博士是在沃伦和马歇尔到佛吉尼亚短期工作时认识他们并成为朋友的。

获奖时沃伦已68岁，已经退休，他说长期以来标准的医学讲义都是，"胃是无菌的，由于胃内有腐蚀性的胃液，因此任何东西都不可能生长。所以每个人都相信胃里没有细菌。"他补充说，"当我说胃里有细菌时，没有一个人相信。"但是，经过10多年的检验，他的发现终于获得别人的接受。他在接受采访时谦虚地说，"我过去固然认为幽门螺杆菌是一个新的激动人心的发现，但是我并不认为这是一类可以获得诺贝尔奖的发现。"

马歇尔获奖时54岁，是西澳大利亚大学的教授，在接受记者采访时说，为了证实沃伦所说的幽门螺杆菌导致溃疡，他有意服下培养的幽门螺旋杆菌。

结果，"我产生了呕吐并出现严重的胃部炎症，长达两周的时间。不过我并没有患上溃疡。"

得知自己获奖后，沃伦和马歇尔都在自己的家中与家人共饮香槟和啤酒庆祝。沃伦说他"非常兴奋，同时也有一些不知所措。"他说，"当他们第一次打电话给我的时候，我并不相信这是真的，但是这确实是来自诺贝尔奖委员会的电话。"马歇尔则表示，"显而易见，对于从事医学研究的人来说，（获得诺贝尔生理学或医学奖）这是所能遇到的最好的事情了。这简直是令人难以置信。"

诺贝尔奖总是触痛中国人的"神经"

年年诺奖，年年叹息。虽然中国人可以不必把诺贝尔奖太当回事，但每年的诺贝尔奖总还是给中国人以启示，或者说得重一些，总是在刺激中国人的神经。2005年的诺贝尔奖仅仅从已颁发的生理学或医学奖及物理学奖就为我们观察和认识世界再次打开了更多的窗户，拓宽了新的视野。

其实，诺贝尔奖或其他重大的科学成就都是有规律可循的，2005年的诺奖给予我们最大的财富，就是再次证明了科学发现和重大成果的一个规律，一种成果或真理(相对真理)刚开始总是离经叛道，不合主流的，而且也总是被一些人，或大部分人，尤其是权威视为"异端邪说"。1974年澳大利亚珀斯皇家医院42岁的沃伦就由于发现胃黏膜活体标本中有一条奇怪的蓝线而进行了探究。他用高倍显微镜观察的结果是，有无数细菌紧粘着胃上皮。后来他又在其他活体标本中发现了这类细菌，并称为幽门螺杆菌。于是他认为这种细菌和慢性胃炎等疾病可能有密切关系。

后来连他的合作伙伴、珀斯皇家医院消化科医生巴里·马歇尔也不认同沃伦的观点和结论，只是碍于情面才合作并继续研究。事实胜于雄辩，他们发现，所有十二指肠溃疡病人胃内都有这种幽门螺杆菌。可以想像，面对当时正统的医学理论，他们会遭遇多大的压力和嘲讽，因为传统理论认为由于胃内是强酸性环境，任何进入胃里的各种细菌都不可能存活。如果沃伦和马歇尔也以这条医学"经典"画地为牢，不敢越雷池一步，也就不会有后来的重大发现和理论与临床治疗胃炎和十二指肠溃疡病的突破，更不可能为在今天为胃肠道癌的发病机制提供新的研究思路。

幽门螺杆菌的发现也提醒我们，无论在任何时代、任何研究领域，社会各界和各个领域的大人物和权威人物需要对新观念、小人物以更多的宽容，对于新的说法不能一棍子打死，更不能以各种理由，如，荒谬、不可能、离经叛道甚至以"伪科学"或"反科学"的帽子加以否定。这种情况在科学史上数不胜数。法拉第发现电磁感应、阿基米德辨别黄金皇冠的纯金、爱迪生发明电灯、莱特兄弟发明飞机、门捷列夫发明元素周期律、巴甫洛夫的条件反射学说等，在当时都有很多学术权威及有名望和无名望的人出来做出种种评价和反对，要么认为他们所从事的发明发现是"不可能"的，要么说他们的观念是离经叛道，不符合正统，甚至是"妖言惑众"，是"伪科学"等。因此，今天，不仅仅是科学界，任何事业和创新的萌芽都应当受到尊重，最起码要得到宽容，应当让时间、更多的事实和实验来验证。

有心栽花花不开，无心插柳柳成荫。今年的诺贝尔生理学或医学奖同样给予我们多年来所认知的一种关于科学研究成果的认可、获奖和造福于社会的启示，科学成果是不能计划和设计的。相比于我国的体制，国外科学家的获奖和取得成果更多地是"无心插柳"的结果，同样也可以说是宽松科研环境的结果。因为，没有任何人下指令要让他们发表多少论文，要在三五年内出成果，否则就可能有"衣食不保"的结果。

在中国恰恰相反，比如自杀的中科院理论物理所的博士后、36岁的茅广军，原因之一就是因为"中科院三年一次的考核，茅广军没有通过被解聘，据说是文章数太少了，中科院高能物理所让他把房子交回，并一年内另找单位离开。"当然，人们并不是要全盘否定当今的科技评价体系和制度，但是，如何学习国外的先进经验以弥补现有的制度是科学研究真正能出成果的关键因素。

2005年的诺贝尔生理学或医学奖同样告诉我们，研究人员从事科学事业并非是为了获奖而去进行科研和工作，因为早就有无数的事实证明，为了获奖而研究是非常危险的，也是不可能获得真正的造福于人类的成果。正因为没有名利的诱惑，科学家的成就才经得起时间的检验，才不会为了验收和获奖而突击完成任务或弄虚作假。

科学研究不仅不能为了获奖而进行，同时还需要研究人员具有献身精神，马歇尔和莫里斯医生亲身服用幽门螺杆菌来证明其致病的结论就是这种献身精神的体现，这同样是科学能出成果并造福于人类的一条有益的规律。

第七章

沉默是金

编码生命时，
一些基因会沉默，一些基因在表达。
沉默与表达交互时，
构成了生命的百态，才形成千差万别的生命现象，
也决定和影响到人的健康。

2006年10月2日瑞典卡罗林斯卡医学院宣布，当年的诺贝尔生理学或医学奖授予美国的两位科学家安德鲁·菲尔（Andrew Z. Fire）和克雷格·梅洛（Craig C. Mello），因为他们发现了控制基因信息流程的基本机制。这可以解释为，当基因传递信息编码生命的物质——蛋白质时，一些基因会沉默，一些基因可以表达。正是某些基因和沉默和和表达，才形成千差百态的生命现象，也决定和影响人的健康。

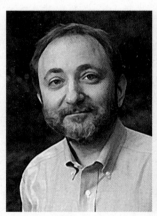 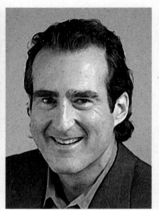

安德鲁·菲尔　　　　克雷格·梅洛

图片摄影均为蒙坦 (U. Montan)

生命信息在基因中的传递

细胞中的信息输送和干扰

　　人类基因组的操控是由把来自细胞核的生产蛋白质的指令输送到细胞质中的蛋白质合成器中完成的。这些指令由信使RNA（mRNA）转运。1998年，美国的安德鲁·菲尔和克雷格·梅洛发表了他们对mRNA机制的一项发现，一种特殊的基因能降解mRNA，称为RNA干扰。当RNA分子以双链配对出现在细胞中时，RNA干扰机制就被激活。

　　双链RNA激活一种生物化学方式，即降解那些携带有与双链RNA完全一致的遗传密码的mRNA。当这种mRNA分子消失时，相应的基因就保持沉默，而被编码的蛋白质类型就不会制造出来。

　　RNA干扰可出现在植物、动物和人类中，它对于调控基因表达、参与防御病毒感染和控制跳跃基因都具有非常重要的意义。如今，RNA干扰已经是基础科学中广泛应用的一种方法，以研究基因功能。RNA干扰还可能在将来产生新的治疗方法。

　　细胞中的基因信息是如此传递的：从DNA经过mRNA，再到蛋白质。DNA中的遗传密码决定了如何制造蛋白质。包含在DNA中的指令先复制到mRNA，然后再用来合成蛋白质。这种从DNA经过mRNA到蛋白质的遗传信息传输一直被英国的诺贝尔奖获得者弗朗西斯·克里克（Francis Crick，1962年诺贝尔生理学或医学奖得主之一）称为分子生物学的中心法则。而蛋白质关系到生命的所有过程，比如酶（蛋白质的一种）消化我们所吃的食物，大脑中的受体（也是一类蛋白质）接受信号以及抗体（另一种蛋白质）为我们防御细菌。

人类的基因组由大约3万个基因组成。不过在每个细胞中只有一部分基因在起作用。而哪些基因被表达（即控制新蛋白质的合成）是由一种称为翻译的过程所调控的，这个过程就是把DNA复制成mRNA。反过来，翻译过程也可以受到不同因素的调控。而基因表达调控最基本的原则在40多年前就由法国的诺贝尔奖获得者雅各布（Francois Jocob）和莫诺（Jacques Monod）所证实（获得1965年诺贝尔生理学或医学奖）。今天，我们已经知道相似的机制贯穿于从细菌到人的进化。无论是细菌还是人都以这种基因技术为基础，即一种DNA序列引进到细胞以产生新的蛋白质。

大约在1990年，分子生物学家获得了一些意外的难以解释的结果。而最著名的效应是由植物学家所观察到的，他们试图通过引进一种诱发花朵的红色色素信息的基因来增加牵牛花花瓣的色彩强度。但是，结果不是增加了色彩，反而导致了色彩的完全消失，牵牛花花瓣变成了白色。直到菲尔和梅洛获得了导致他们本年度所获诺贝尔奖的发现，造成花瓣颜色变化的这个谜底才揭开。

RNA干扰的发现

菲尔和梅洛是在研究秀丽新小杆线虫的基因表达是如何调控的时候获得重要发现的。他们把为肌肉蛋白质编码的mRNA注射到线虫中，却没有导致线虫行为方式的改变。mRNA中的遗传密码被描述为"正义"序列，而如果注射能与mRNA配对的"反义"RNA，也不会有效应。但是，当菲尔和梅洛把正义和反义RNA一起注射到线虫时，他们观察到线虫出现了罕见的抽搐运动。而在缺少为肌肉蛋白质编码的功能基因的线虫中，也能观察到相似的抽搐运动。这到底是为什么？

当正义和反义RNA分子相遇，它们互相结合并形成双链RNA。难道是这种双链RNA分子使得携带了相同密码以作为特殊的RNA的基因保持沉默？

为了验证他们的假说，菲尔和梅洛把含有其他几种线虫蛋白质遗传密码的双链RNA分子注入线虫中。在每个实验中，注入携带有遗传密码的双链RNA导致了含有那种特殊密码的基因的沉默。因此由这种基因编码的蛋白质不再形成。

在经历了几次简单的但漂亮的实验后，菲尔和梅洛推断，双链RNA可使基因保持沉默。这就是RNA干扰，这种干扰对于其密码与注入的RNA分子的密码相配匹的基因是特异的，而且这种RNA干扰能在细胞之间传播，甚至遗传下去。而且只要注入少量的双链RNA就足以达到这种效果。因此菲尔和梅洛提出，RNA干扰（简称RNAi）是一种催化过程。

于是菲尔和梅洛把他们的发现发表于1998年2月19日的英国《自然》杂志上。他们的发现澄清了许多困惑和矛盾的实验观察，并且揭示了一种控制遗传信息输送的自然机制。这也宣告一种新研究领域的开始。

在随后几年中RNAi机制的要素才逐渐弄清。双链RNA结合到一种蛋白复合体——核酸内切酶（Dicer），后者能将其切割为片断。而另一种蛋白复合体——沉默复合体（RISC）则与这些片断结合。RNA的一股消除了，但另一股则保持着与RISC复合体结合，并且作为一种探针以检测mRNA分子。当一个mRNA分子能与RISC复合体上的RNA片断配对时，它也结合到RISC复合体上，被剪切并降解。因此与这个特殊的mRNA对应的基因就一直保持沉默。

RNA干扰对于防御病毒和跳跃基因十分重要。比如，RNA干扰是防御病毒，尤其是低等微生物的重要防线。许多病毒都有含有双链RNA遗传密码。这样的病毒感染细胞后就将其RNA分子注入，而RNA分子能马上结合到细胞中的内切酶上。于是沉默复合体被激活，病毒的RNA被降解，细胞就能逃过感染。除了这种防御机制，高等生物如人，还进化出了一种有效的免疫防御，包括抗体、杀手细胞和干扰素等。

至于跳跃基因，如已知的转座子，是一些能在基因组中游走的DNA序列。它们出现在所有生物中，如果它们停留在错误的地方就会导致损害。许多转座子是通过复制其DNA到RNA来操作的，然后再逆转录回到DNA，并嵌入到基因组的另一个部位。这种RNA分子的一部分常常是双链，并且可成为RNA干扰的目标。因此，在这种途径中RNA干扰保护着基因组免受转座子的影响。

RNA干扰是生命的本质之一

RNA干扰是生命体尤其是低等动物对付病毒的一种自然防御机制。除了有这样的防御机制外，人类这样的高等动物还发展出包括抗体、杀手细胞和干扰素这类的免疫防御系统。

不过RNA干扰的更重要作用是，调控人和线虫细胞内的基因表达。人的基因组中的数百个基因为一种称为微RNA的RNA分子编码。微RNA包含其他基因密码的只言片语。这种微RNA分子能形成一个双链结构，并且激活RNA干扰机制，以阻断蛋白质的合成。这就让特殊的基因表达保持了沉默。

现在人们已理解，由微RNA启动的基因调控在生物的进化和细胞功能控制中扮演着重要的角色。由于这样的机制，生物医学研究、基因技术和健康医疗出现了新的契机。比如，RNA干扰能提供奇异的使用基因技术的可能性。双链RNA分子已被设计来使人类、动物和植物的某些特殊基因保持沉默。这种沉默的RNA分子也引进到细胞中，并激活RNA干扰机制以破解拥有相同密码的mRNA。

同样，RNA干扰已经成为生物学和生物医学中的一种重要的研究工具。将来RNA干扰有望用于许多领域，包括临床医学和农业。而最近几项发表的成果已证明可使人类细胞和实验动物成功地保持基因沉默。比如，导致血液高胆固醇水平的基因最近已经在动物身上通过用沉默RNA治疗保持了沉默。而现在研究人员正在计划研发沉默RNA作为对病毒感染、心血管病、癌症、内分泌疾病和其他一些疾病的治疗。

关注人生与获得验证

瑞典卡罗林斯卡医学院于2006年10月2日宣布，将2006年的诺贝尔生理学或医学奖授予美国的两位科学家——安德鲁·菲尔和克雷格·梅洛，他们将分享1000万瑞典克朗（137万美元）奖金。

尽管诺贝尔奖网站上发布了两个正式公告，一个是新闻稿，另一个是学术稿，前者是为了让公众更好地理解这两位获奖者的成果以及对人们生活的重大意义，但由于这个成果较为艰深的分子理论，要想深刻理解这次获奖的内容还是相当费解。不过，如果从通俗的角度来解释，这个奖可能体现了更为关注民生的的视觉，尽管这是诺贝尔生理学或医学奖一以贯之的风格。

简单地讲，菲尔和梅洛是发现了RNA干扰的原理而获奖的。而这又要追溯到生物学的中心法则之一。生命的本质是蛋白质合成和利用，而蛋白质的合成则是按照一定规则来进行的。这就是，细胞中的脱氧核糖核酸把遗传信息（指令）先复制到信使核糖核酸（mRNA）中，然后再根据mRNA来合成蛋白质。所以，这种从DNA经由mRNA到蛋白质的遗传信息传递被称为分子生物学的中心法则。

而菲尔和梅洛发现，双链RNA可激活一种生物化学方式，降解某些mRNA，由于mRNA分子降解并消失，相应的基因就保持沉默，而由相应基因编码的蛋白质就无法制造出来。这就是RNA干扰。

RNA干扰的意义在于它开辟了一个崭新的应用领域，直接服务于人的生命和健康，更重要的是疾病治疗。比如，肝炎和艾滋病都是两种病的病毒入侵人的细胞，并在人的细胞内复制的。然而，如果能向患病者引进少量的特定RNA片断，以干扰肝炎病毒和艾滋病病毒，就可以让病毒的基因保持沉默，不再复制，这就能从源头上根治疾病。这会给全球众多的肝炎患者和陷入绝望的艾滋病感染者和患者带来了希望，对于其他由微生物所致的疾病的治疗也打开了一扇窗户。更为重要的是，在现实中美国哈佛医学院的研究人员已经利用RNA干扰技术成功地治愈了实验鼠的肝炎。

RNA干扰技术的实际应用似乎可以解民于倒悬。但是，它的应用和效果当然需要更多的临床实践来检验。纵观RNA干扰的发现，还只有8年多的检验时间。菲尔和梅洛是在1998年2月19日的英国《自然》杂志上发表他们的RNA干扰发现的。按理讲，一种发现需要更多的时间和实践来检验才会更有说服力和更成熟。

就连梅洛也感到惊奇，认为他们即使能获奖也是在10年或20年后。当然，这并非是说RNA干扰没有获得检验，而是指该项技术施惠于广大公众还需要解决很多理论和技术上的难题。比如，如何能让RNA干扰有效而迅速地在病人的患病部位和致病病原体中发挥作用，同时又不改变或损害人体的其他正常基因，这并非是较短时间内就能解决的问题。

但是，2006年的诺贝尔生理学或医学奖还是授予了这种对民生有极大影响但检验时间较短的发现。原因可能在于诺贝尔生理学或医学奖评委会既秉承诺贝尔的遗嘱，把目光放到能解决健康和疾病实际问题的发现和研究成果上，又想尽快让这种发现和技术得到检验。这既是一种矛盾，又是一种风险。因为，想要在短期内让一项成果得到完全的检验是有相当难度的。

当然，RNA干扰并非是诺贝尔生理学或医学奖中的特例。更为特例和冒险的是1997年的诺贝尔生理学或医学奖，授予了美国的神经病学专家斯坦利·普鲁西纳，因为他发现普里昂分子是引起疯牛病的元凶。而普鲁西纳是1996年发表他的发现的，但翌年就获奖，这在诺贝尔奖历史上是绝无仅有的。

因此有人公开提出异议，认为该年度的诺贝尔生理学或医学奖授予了一项未经检验的理论，而疯牛病致病因子迄今在很大程度上还只是一种假说。尽管如此，但很多实验也不否认普里昂蛋白在疯牛病发病中的重要作用。更重要的是，普鲁西纳的发现事关全球尤其是欧美人的切身生活和疾病。所以，2006年的诺贝尔生理学或医学奖向专业人员和公众更明确地传递了一个信息，科学研究的成果既要关注民生和实用，又需要能在短期内得到检验。尽管实现这两者的统一非常困难。

2006年诺贝尔生理学或医学奖的涉及的研究结果也再一次证明，科学研究的公共基金非常重要。对这一点，获奖者本人有更为深刻的体会。菲尔在得到获奖通知后说，获得诺贝尔奖证明，公共基金资助的基础研究是多么的重要，而这样的研究并不会在短期内得到回报。

由此，中国研究人员也提出了相同的问题。中国科学院一些研究人员称，2002年诺贝尔物理奖由于历史的原因而与中国人失之交臂。因为，20世纪70年代末，中国科学院高能物理研究所的一位研究人员在德国汉堡与日本的小柴昌俊相识，并相约共同建造大型水切仑柯夫探测装置，以探测质子衰变。协商的结果是，实验在中国做，中方经费由中国研究人员向中国政府申请，日方经费由小柴昌俊向日本政府申请。但由于经费问题，中国有关部门答复不支持实验。

此后日本的小柴昌俊带领研究组单独进行研究。经过近20年的努力于1998年获得三大初步成果：证实太阳中微子丢失，探测到超新星爆发的中微子，探测到大气 μ 中微子振荡现象并给出了中微子振荡的相关参数的可能值。于是小柴昌俊荣获2002年诺贝尔物理奖。

许多研究人员共同研究一个课题能得到相互启发，并最终获得突破性成果。梅洛在得知获得2006年诺贝尔生理学或医学奖后称，他以这项研究受到如此积极的注意而感到自豪。但是，科学是集体的努力，请注意，最近基于RNA的基因沉默领域中的进展都涉及来自全世界研究群体的原创性科学探索。而且，要把基础研究转变成药物治疗还有大量的工作要做。

授人以鱼与授人以渔

由于意识形态、文化和价值观的不同，诺贝尔奖中的和平奖和文学奖历来备受争议。然而，2006年的诺贝尔和平奖似乎不会有什么争议甚至非议了，因为2006年的和平奖颁发给了孟加拉国银行家穆罕默德·尤努斯及其创办的孟加拉乡村银行，理由是"为表彰他们从社会底层推动经济和社会发展的努力"。

读到诺贝尔和平奖委员会的这个理由时，笔者不由得想到了获得1979年诺贝尔和平奖的特蕾莎修女。事隔27年，这个奖项奖励的人和事是如此的相同，以至于穆罕默德·尤努斯完全能与特蕾莎修女相媲美，因为他们的事业都是关注穷人和弱势群体，并为帮助和解救他们，让他们活得有尊严和获得体面的生活而竭尽全力。

看看同样是诺贝尔和平奖委员会对特蕾莎修女的获奖评语就能明了。"她（特蕾莎）的事业有一个重要的特点：尊重人的个性。尊重人的天赋价值。那些最孤独的人、处境最悲惨的人，得到了她真诚的关怀和照料。这种情操发自她对人的尊重，完全没有居高施舍的姿态。"而且，"她个人成功地弥合了富国与穷国之间的鸿沟，她以尊重人类尊严的观念在两者之间建设了一座桥梁。"

尽管穆罕默德·尤努斯的获奖也是为了穷人和草根民众，但是他的获奖似乎在特蕾莎修女的基础上更上一层楼。诺贝尔和平奖委员称，持久的和平只有在大量的人口找到摆脱贫困的方法才会成为可能。小额贷款就是这样的一种方法，从社会的低层发展也有利于提高民主和民权。而这正是穆罕默德·

尤努斯和其孟加拉乡村银行更胜一筹的地方，更是诺贝尔奖评委会独到之处。

这种更上一层楼和独到之处用俗语来解释便是，授人以鱼莫如授人以渔。特蕾莎修女的方法当然更为温暖，收留和照顾许许多多快走到生命尽头的流浪者和穷人，让他们感到活着的时候像是一条狗，但临死前却享受到人的温暖和尊严，但她的方法也只是授人以鱼，因为她不能让被救援者重新站立起来，用自己的力量来脱贫和赢得尊严。当然，这对于特蕾莎修女来说是一种不切实际的过高要求。

不过，穆罕默德·尤努斯通过他的乡村银行做到了，他们帮助穷人是授人以渔，也就是通过他们的小额贷款，帮助穷人走自食其力的道路，或者学点技术，或者经营小买卖，用自己的劳动赢得自己生存的空间和做人的尊严。所以，诺贝尔和平奖评委会才高度评价这样的方式：大量的人口找到摆脱贫困的方法不仅能让和平更为持久，而且有利于提高民主和民权。

授人以鱼和授人以渔两种不同的救助方法，虽然都能有效地帮助贫穷者，温暖一个社会最低层的人群，并在很大程度上缓和社会矛盾，但是两种帮助穷人的长远效果还是有差异的。前者是输血，后者是造血；前者是短期效应，后者是长期效应；前者主要是依靠外力，后者则需要受助者自己依靠自己，并从这个过程中找到自信和自尊，真正掌握自己的命运。

然而，授人以渔较之以授人以鱼还有另一些更好的结果。

授人以渔的方式会有效地照顾到受助者的自尊，洗刷吃"嗟来之食"的耻辱。因为在接受贷款后，受助者（借贷者）要投入自己的劳动和智慧，靠自己的努力和汗水创业和自救，因而他们能体会到劳动和自救的艰辛和尊严，因此不会产生享受他人钱财或不劳而获的耻辱，也就消除了自卑。

另一方面，正是在劳动和自救的过程中，受助者会深深体会到他人帮助的重要以及每挣一分钱都需要付出艰苦的劳作，必然会从心底里产生朴素的将心比心的想法，别人对自己的资助也是通过这样的艰辛劳动所得，因而会万分感谢帮助和资助他们的人。他们会既珍惜他人的帮助和劳动，也珍惜自己的劳动和所得，从而会在受助者和救助者之间形成一种良好的关系，并让这种良好的互助形式和文化延绵不断，有效地帮助他人和自己，建立"独乐乐不如众乐乐"的祥和世界。

当然，正如有人评论的，穆罕默德·尤努斯的长期理想是消除世界范围内的贫困，但仅靠小额贷款的手段将很难实现这个构想。但是实践证明穆罕默德·尤努斯和孟加拉乡村银行的努力，已经让小额贷款发挥了重要作用，尤其是对那些在有压迫社会和经济条件下挣扎的妇女来说，小额贷款是一种重要的解放力量。只有解放女性，实现男女平等，经济增长和政治民主才会完全实现。

其实，在中国也有经济学家在做这样的工作，比如，1993年经济学家茅于轼就在山西临县龙水头村试验用小额贷款来使农民脱贫致富。这些年的实践证明，这种尝试是成功的。当然由于体制的问题，茅于轼等人不可能像穆罕默德·尤努斯那样创建乡村银行，帮助更多的人脱贫。

中国的实践验证了诺贝尔和平奖评委会的判断，底层的小额贷款适用于任何文化和文明。

第八章

生命密码的修改和删除

增加一些聪明的基因，让人变得更聪明。

这在小鼠身上已经得到验证。

由此，做一名痛苦的哲学家还是做一头快乐的猪，

是人们面临的两难选择。

瑞典卡罗林斯卡研究院于2007年10月8日宣布，2007年诺贝尔生理学或医学奖授予美国的马里奥·卡佩奇（Mario R. Capecchi）、英国的马丁·伊万斯（Martin J. Evans）和美国的奥利佛·史密斯（Oliver Smithies），因为他们发明了"利用胚胎干细胞对小鼠引进特异性基因修饰的原理"。

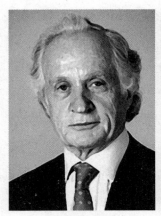 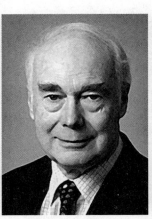 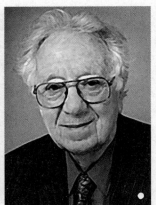

　　马里奥·卡佩奇　　　　　马丁·伊万斯　　　　　奥利佛·史密斯

图片摄影均为蒙坦 (U. Montan)

基因打靶和修饰

淘汰基因

2007年的诺贝尔生理学或医学奖奖励的是关于哺乳动物胚胎干细胞和DNA重组的开创性发现。3位科学家的发现导致了一种创新，称为老鼠基因打靶的极其强大的技术。如今，这项技术实际上已经应用到生物医学的所有领域，从基础技术到研发新治疗方法。

基因打靶经常使用于不活跃的单基因。这种基因"淘汰"实验已经让人们弄清了胚胎发育、成人生理、衰老和疾病的大量基因的角色。时至今日，老鼠的10000多基因（大约是哺乳动物基因组的一半）被敲除（实际上是使其灭活）。而且，全球研究人员持续不断的研究会在不久的将来通过"基因敲除小鼠"弄清所有基因的功能。

现在，利用基因打靶几乎可以对小鼠进行任何类型的DNA修饰，因而能让科学家弄清生命（物）个体的健康和疾病的基因角色。基因打靶也已经产生了500多种不同的人类疾病的老鼠模型，包括心血管病、神经退化性疾病、糖尿病和癌症。

人一生的发育生长和身体功能的信息是由DNA携带的。人类的DNA则包裹在染色体中。它们是成对出现的，一条遗传源自父亲，另一条源自母亲。在这种双倍染色体中的DNA序列的改变增加了人们遗传的突变，而且是由一种称为同源重组的过程出现的。

所谓同源重组是指，只要两条DNA序列相同或接近，重组就可在此序列的任何一点发生。这种同源重组的过程在生物进化的过程中保存了下来。乔舒亚·莱德伯格（Joshua Lederberg）进行的细菌研究证实了这一点，他因而与其他两名科学家共同获得1958年的诺贝尔生理学或医学奖。

马里奥·卡佩奇和奥利佛·史密斯都意识到，同源重组可以用到哺乳动物细胞特异性的基因修饰上，而且他们朝着这个目标进行了坚持不懈地研究。卡佩奇证明，同源重组可以发生在引进的DNA与哺乳动物细胞的染色体之间。他同时证实，缺陷基因可以通过与引进的基因进行同源重组而得到修复。史密斯的工作则是最初试图修复人体细胞的突变基因。他曾认为，通过修复骨髓干细胞的导致疾病的突变可以治疗特定的遗传性血液病。在这种思路之下，史密斯发现，内源性基因可以像靶子一样打掉（灭活）而不论其活性如何。这提示，所有基因都可以通过同源重组而获得修饰。

为了用同源重组修饰细胞的基因，从而达到治疗疾病的目的，必须找到适合的细胞进行研究。但是，卡佩奇和史密斯当初研究的细胞类型并不能用于创建基因打靶的动物。这就需要另一种类型的细胞，也就是能产生胚胎的细胞。只有这样，DNA修饰才能遗传下去。

而伊万斯的工作开拓了卡佩奇和史密斯的研究。伊万斯是研究老鼠胚胎癌细胞(EC)的，尽管这种细胞来源于肿瘤，但也几乎可以生成其他任何类型的细胞。于是，他提出了一种思路，用EC细胞作为工具来引进遗传物质到老鼠的生殖细胞中。最初，由于EC细胞携带了异常的染色体而且不能导致生殖细胞的形成，他的研究没有成功。但是，伊万斯转而探索替换EC细胞，结果发现，从早期的老鼠胚胎可以直接创建染色体功能正常的细胞。如今，这些细胞被称为胚胎干细胞（ES细胞）。

"马赛克老鼠" 的证明

下一步的研究就是要弄清ES细胞是否能促成生殖细胞的产生。于是，他们把一个种系的老鼠的ES细胞注入到另一个种系的老鼠的胚胎，结果产生了"马赛克胚胎"。所谓"马赛克胚胎"是指两种种系的生殖细胞的结合。而"马赛克胚胎"能由代理母鼠携带并分娩产生后代。而且"马赛克后代"交配繁殖后，它们的后代也能探查到ES细胞衍生的基因。根据孟德尔定律，这些基因现在是能够遗传下去的。

有了这些结果后，伊万斯从遗传上修改ES细胞，为此需要选择逆转录病毒作为载体，因为只有逆转录病毒才能把ES细胞整合到染色体中。伊万斯证明，通过"马赛克老鼠"能让逆转录病毒把ES细胞的DNA转移到老鼠的生殖细胞（染色体）中。最后，伊万斯用ES细胞生产了携带新的遗传物质的小鼠。

更大的成功体现于ES细胞的基因同源重组。1986年，所有条件都成熟了，能够产生第一代基因打靶的ES细胞。卡佩奇和史密斯已经证明，在培养的细胞中通过同源重组可以对基因打靶。而伊万斯的贡献则在于发现了把ES细胞的DNA送达老鼠胚胎的工具。下一步就是把这两者结合起来。

最初，卡佩奇和史密斯选择的是一种称为hprt的基因（次黄嘌呤磷酸核糖基转移酶基因），因为它易于鉴别。这种基因导致一种罕见的人类遗传疾病，称为雷–纳氏综合征，又称先天性高尿酸血症综合征。临床症状除了痛风外，还包括神经系统障碍，如舞蹈症、智能低下、痉挛、自残及泌尿系统的结石等。

卡佩奇为这种基因打靶制定了战略并研发了一种新的正负双向选择的方法，可以代代使用。1989年，利用ES细胞的同源重组产生基因打靶老鼠的报道首次出现。此后，敲除基因的老鼠的报道就呈指数式地上升。因此，基因打靶开创了一种高度多功能的技术。如今，在发育动物和成年动物中这项技术都可引进在特定时间点，或特异细胞和器官被激活的基因突变，由此开拓了健康和疾病研究的新天地。

现在，几乎哺乳动物生理的各个方面都可以用基因打靶来研究，许多研究团队和无数生物医学研究项目都在使用基因打靶的方法。总体上讲，基因打靶可以让我们理解哺乳动物胎儿发育中成千上万的基因的作用。

但是，分别地讲，卡佩奇的研究还发现参与哺乳动物器官发育以及参与创建身体蓝图的基因的角色。他的研究让人们弄清了人类几种先天畸形的原因。

伊万斯则把基因打靶应用到建立人类疾病的老鼠模型上。比如，对于一种人的遗传病——囊性纤维变性，他研发了几种模型，并且把这些模型应用到研究疾病的机制以及测试基因治疗的效果。

史密斯也利用基因打靶创建了一些人类遗传病的老鼠模型，如囊性纤维变性和地中海贫血。而且，他还为普通的人类疾病，如高血压、动脉硬化等设计了无数的老鼠模型。

如今，老鼠基因打靶遍及于生物医学的各个领域。它影响到人们对基因功能的理解，也造福于人类，这些作用在未来还会持续地增长。

聪明的代价

从2007年的诺贝尔生理学或医学奖可以得知，对生物体的基因组敲除一些基因和增加一些基因都会产生不可思议的生命现象。例如，敲除老鼠的一些基因可以发现哪些基因与癌症有关或诱发癌症，但是对小鼠增加一些基因也可以增强其智商。

于是，就产生了一个问题，这种情况能否运用到人的身上，例如增加聪明的基因，让人变得聪明起来。这在小鼠身上已经得到验证。即便不提伦理的限制，让人变得聪明也是一种艰难的选择。

在现实生活中，人们面临的两难选择是，做一个痛苦的哲学家还是做一头快乐的猪。想要变得聪明，但却要付出代价。因为做一个聪明人却可能会有肉体的痛苦。

大凡人们都想变得聪明一些，过去的说法是，聪明是天生的。但今天却可以通过寻找聪明基因使人变得聪明起来。美国普林斯顿大学的华裔科学家钱卓创造了一种转基因鼠，证明它们是一种比普通鼠更聪明的老鼠，因而根据一部在美国家喻户晓的电视剧中的天才人物——医生杜奇·霍瑟，为这种老鼠取名为杜奇鼠。钱卓的做法是在一些老鼠中加入一个额外的基因NR2B。把这些有额外转基因的老鼠与一般老鼠作对照试验表明，在6项行为学指标方面转基因鼠都比普通老鼠要优异一些，尤其是在学习和记忆力方面，转基因鼠大大超过了普通老鼠。

这一研究成果马上引起了轰动，有人预测，如果把这样的手段运用到人身上，就可能使人更聪明、智商更高，社会适应能力更强。虽然，把这一研究成果运用到人身上存在不小的伦理争议，而且从纯生物学技术意义上的进一步观察也使人感到，如果有人想以这种途径来变得聪明，很可能会付出巨大的代价。

最近的研究发现，转基因鼠变得聪明后，它们付出了非常"痛苦"的生理代价——对长期的慢性疼痛变得很敏感。美国华盛顿大学的研究人员最近培养了一批聪明鼠，然后用聪明鼠与一般老鼠做对照实验。他们把甲醛溶液注射到聪明鼠和一般鼠的爪子里，在一个小时内，两组小鼠舔舐爪子的次数差不多，即表明两组鼠的疼痛感觉差不多。但随着时间的延续，聪明鼠舔爪子的次数逐渐多起来，明显超过普通鼠。这说明聪明鼠与一般老鼠忍受急性疼痛的感觉是一致的，但是对慢性疼痛，聪明鼠的耐受力显然要比一般老鼠差。

这个试验表明，如果一个人想利用转基因或改变基因的办法来变得聪明一些，就必然要付出伴随着自己比他人更痛苦一些的代价。这种痛苦代价的原因也在于基因，正所谓成也萧何，败也萧何。聪明鼠体内转入了NR2B基因，这个基因能控制一种叫作NMDA的受体，后者能激活神经，帮助记忆和学习，使老鼠变得更聪明。但是由于NMDA受体的作用，也使得小鼠的神经对长期的慢性疼痛难以耐受。换句话说，聪明鼠对疼痛和伤害都同样比普通老鼠有更好的记忆力。

当然这个研究结果还可以得出其他一些启发，比如针对NMDA研制止痛药。但它更能说明的是，一种基因如果有一种正面作用，也就可能有另一种负面作用，正如一张纸的正面与反面，长短相形，是不能截然分开的。不过如果有人只从纯哲学的意义上讲，我宁愿做一个痛苦的哲学家，也不愿做一只幸福的猪。这样的话，也可以进行增加或减少某种转基因的治疗，做一个聪明的人。

所以面临这种情况，虽然有人还是愿意做一个痛苦的哲学家。但是也有人会考虑：做一个平凡但却没有生理苦痛的人岂不更好？

基因解释不能触碰的底线

与2007年诺贝尔生理学或医学奖相关的基因解释是，基因能否决定一切。换句话说，有了好的基因，是否就能决定智商。挑起这个问题的是1962年的诺贝尔生理学或医学奖得主之一、DNA双螺旋结构的发现者之一詹姆斯·沃森。

2007年5月31日，454生命科学公司在美国德克萨斯州贝勒大学举行了一个仪式，交给沃森一张DVD光盘，上面以数据形式刻有他的基因组图谱。同日，沃森的个人基因组图谱向全世界公开。

尽管沃森的全部基因组与什么样的疾病有联系尚未知晓，但沃森表示，如果自己的基因组图谱证明，自己有某个基因变异增大了患病风险，例如，只有不吃巧克力才能降低风险，他也不会听从医嘱不吃巧克力。而且，沃森还表示，如果自己的基因组图谱证明自己有患老年痴呆症的基因，他也希望不被告之。沃森的这种表示说明了两个问题，人的所有行为和问题不能完全归因于基因。二是尽管发现有遗传病的基因，也希望有"不知情权"，这是与今天叫得最响的"知情权"的同一权利的正反两个方面。有了这两个方面，才是完整的知情权伦理。

不过，基因解释的问题在另一个方面。2007年10月沃森抵达英国进行巡回演讲。沃森于10月15日在接受英国《泰晤士报》采访时表示，人们有一种自然的愿望，认为所有人应该平等，但"那些和黑人雇员打交道的人发现事实不是这样"。10月16日沃森再次表示，西方国家对非洲国家的政策错误地建立在这样一种假设的基础上，即认为黑人与白人同样聪明，但试验证明事实并非如此。

沃森的观点一经亮出，就遭到世人的质疑和批评。伦敦市长肯·利文斯通把他的言论归为"种族主义宣传"。伦敦科学博物馆为此取消了他的演讲。在批评的强大压力下，10月25日，沃森主动辞去在美国的科尔德斯普林实验室主任及董事会成员职务。

沃森的话在某种程度上可能认为人的智商有差异，尤其是白人和黑人，同时也暗含基因可能决定着人的智商。那么，沃森该不该讲这样的话，他的话是否正确？

毫无疑问，一个科学家基于自己的研究结果和其他科学研究结果应当也完全理直气壮地讲他认为应当讲的话。因为，无论是科学研究还是社会生活，都要讲究证据和事实基础。更何况，在真理辩驳的层面上，还有一个迄今被人们视为普适价值的原则，即伏尔泰所说，"我不同意你说的话，但我誓死捍卫你说话的权利。"这既是民主理论的一个界线，也是公民话语权和尊重他人的表现，更是思想交锋和沟通的哲学境界。

但是，也正如胡适所提倡的，人们讲话和表达自己的观点应当是，有几分证据讲几分话，有一分证据不说三分话，更不能说十分话。这也是观点交锋、思想交流和说服他人的前提。但是，沃森的观点也许还没有获得充分的证据，就连他自己也承认，10年之内都无法找到造成人类智商差别的基因。那么，是不是找到了决定人类智商的基因，基因也未必就能决定一切。

　　的确，我们不得不承认人与人之间是有智商的差异，否则就不会有测智商后高低不同的结果。也因此，有人把自己的一切倒霉、不幸、痛苦、失意、成绩不好、业绩不佳归因于基因和智商，甚至以此嘲笑和愚弄他人。然而，基因尽管与智商有关，但并不完全决定智商，更不能决定一个人是否成功和成才。

　　人类的基因组和基因是极其复杂并相互混杂的，难以说某种基因起决定作用，而是整个基因组的结果。因为，不论肤色和人种，所有人的基因都是相互融合的。例如，冰岛"解码基因公司"对公开于网站的沃森的个人基因组进行分析对比研究，发现沃森的DNA图谱中含有黑人的基因，而且其基因组中黑人基因数量是欧洲白人平均水平的16倍，大多数欧洲后裔只携带不到1%的黑人基因。"解码基因公司"的卡里·斯特凡松推测，沃森的曾祖父母或外曾祖父母中可能有非洲人。因此沃森的黑人基因可能来源于一位非洲裔黑人祖先。不仅如此，研究还显示，沃森有9%的基因很可能源自一位亚裔祖先。实际上，正是基因的混杂和融合才造成了人的智商的进化。

　　另一方面，即使基因对智商的高低起了作用，但这个过程也是复杂的。因为，这些基因是否表达和如何表达还是一个未知数。对动物的实验初步表明，后天的经历是开启某种基因并使其产生作用的重要环节。例如，小鼠的为皮质醇感受器编码的基因是在后天母鼠为其舔舐和关爱中开启和关闭的。母亲为幼子舔舐越多，小鼠的为皮质醇感受器编码的基因就趋向于沉默，皮质感受器也减少，因而对体内的应激激素不敏感，在危机关头和平时的生活中就比较镇定，临危不惧。

当然，退一万步说，即使决定人智商的基因确认了并正常表达，它们也不可能决定人的一切，更不用说成功和成才，否则就不会有现实生活中的许许多多的阿甘，尽管阿甘是虚构的。而这一点，中国的先哲已经表述得非常明白和生动：王侯将相宁有种乎？

所以，沃森可以表达他的观点，但是其观点有待大量的科学研究结果来检验。而且，人和动物的行为、生老病死并非是增补和删除一些基因就可以决定的。

诺贝尔和平奖：变化的风向标

2007年10月12日当地时间上午11时，瑞典皇家科学院诺贝尔奖委员会宣布，将2007年度诺贝尔和平奖授予美国前副总统戈尔与联合国政府间气候变化专家小组（IPCC）。

这个消息终于应验了以前的预测，诺贝尔和平奖可能再次授予环保人士，因为，2004年的诺贝尔和平奖已经授予了肯尼亚环境和自然资源部副部长旺加里·马塔伊。诺贝尔和平奖的尘埃落定意味着诺贝尔和平奖的发展、走向和价值取向已经和正在发生重要的变化。

诺贝尔和平奖正在扩大其范围，甚至在形式上背离诺贝尔遗嘱。在诺贝尔遗嘱中对给予和平做出贡献而颁奖，即"和平奖"的定义是：奖给为促进民族团结友好、取消或裁减常备军队以及为和平会议的组织和宣传尽到最大努力或做出最大贡献的人。如果严格按诺贝尔遗嘱的定义，今天促进核不扩散和核裁军的人也不一定能获得诺贝尔奖，因为诺贝尔立遗嘱之时尚未对后来人类发明和使用核武器有先知先觉的预见，所以没有明确把裁减核武器作为对世界和平的贡献而有资格获奖写进遗嘱中，因此更不用说今天的环保人士获奖了。

这种变化当然是诺贝尔奖评委会的与时俱进，也是历史发展的一种必然趋势。诺贝尔奖评委会在把环保纳入评选和平奖的范围之前，就已经根据世事的发展把人道主义和人权活动方面的工作作为世界和平的内容纳入和平奖的范畴，而且得到全世界的认可，比如特蕾莎修女的获奖就是众望所归和人心所向。而今天，承认环境保护是重大的国际问题也是对诺贝尔和平奖范围扩大的一种顺理成章的继续。

正如2006年3月22日诺贝尔奖评委代表团第一次访问中国时，代表团团长、瑞典皇家工学院院长安德斯·佛勒斯特罗姆教授所说，"如果诺贝尔活到今天，他可能会把他的奖项颁发给在通讯技术、生命科学、能源技术、环保技术、甚至宇航技术方面做出突出贡献的人……科学在发展，诺贝尔奖也需要发展。"从广义上讲，历史在发展，诺贝尔奖也要发展。所以，2004年的诺贝尔和平奖第一次奖给了环保人士、肯尼亚的旺加里·马塔伊，尽管引起了争论，但也并不奇怪，而且今年或未来的岁月该奖再次颁发给环保人士也是自然而然的事情。

诺贝尔和平奖范围的扩大最大的好处并非仅仅是改革、发展和顺应历史潮流，而是可以最大限度地避开诺贝尔奖的争议部分，使其公正性、权威性更能得到认可。价值观、政治立场和意识形态常常作用于涉及人文因素的诺贝尔和平奖和文学奖，因此这两个奖项引起的争议最多，人们的评价也相去甚远，甚至天上地下。在和平奖上面，即使是在本质上完全符合和平奖内容的得主，往往也会引发争议，从而使和平奖的公正与权威蒙上阴影。

比如，2005年的诺贝尔和平奖授予国际原子能机构及总干事巴拉迪，表彰他们在制止核能用于军事目的并促进和平利用核能方面的贡献，但也引起了争论。有的环保组织认为，伊朗及朝鲜久拖不决的核问题显示出国际原子能机构的彻底失败，因此这是一个不适宜的获奖。还有人认为，国际原子能机构角色矛盾，"既是核警察，也是核推销员"，他们的获奖令人意外，因为获奖者的工作并不成功。只不过这个奖项显示了评委会对该组织的期望。

但是，如果诺贝尔和平奖避开政治和意识形态之争，以普世价值作为评选的基础，例如环保和生态平衡，就可能获得绝大数人的认同，从而让这个百年来已经获得世界声誉的奖项既焕发青春活力，又进一步增强公正性和权威性。

另一方面，环保的内容与诺贝尔和平奖日益紧密接触也是环保事业的契机和成就感的增强。虽然环保人士和环保内容获奖并非目的，但能借助诺贝尔和平奖这种世界性的独一无二的荣誉，却可以把环保推向更深和更广泛的发展。当气候变化成为今天全球不论地区、民族、肤色和意识形态的人们的共同生存瓶颈时，保护所有人的生存环境就是一种普世价值。

其实，诺贝尔和平奖的变化并不仅限于接纳环保的内容，连经济发展和扶贫也已成为和平奖的范畴。2006年的诺贝尔和平奖授予孟加拉国的穆罕默德·尤努斯和其创办的孟加拉乡村银行就是一个强力的风向标。过去，和平的工作和内容是在解决国与国争端方面，而随着历史的发展，扶贫也成为解决矛盾和国际争端的重要方面。因为，争端很可能只是一个点，而扶贫则是一个面。贫困和争端之间也有紧密联系，贫困容易滋生社会问题，包括民族间、国家间的争端。解决了贫困，也就解决了争端，因此为世界和平做出了贡献。

扶贫是为世界和平做贡献的理由与环保是对世界和平做贡献的理由是一致的。正如马塔伊所解释，当今世界上的战争大多都是冲着资源而来。人们破坏了自然资源后，又因为自然资源的缺乏再去发动战争占领资源。如果人类能很好地利用和保护资源，战争和冲突将大为减少。

所以，诺贝尔和平奖在2007年再次授予环境保护者将更能为人们所认同，也将使该奖项和今天世界文明的发展相得益彰。

第九章

置身于诺贝尔奖之外

当有一些人拒绝诺贝尔奖时，
就体现了人类思维的完整性和参照性。

诺贝尔奖当然不只是诺贝尔奖，它是一种文化。文化则是人们行为主式的总和。因此，与诺贝尔奖相关的方方面面的问题和人们看法和行为也扩大和加深了诺贝尔奖文化的内涵，尤其是当还有一些人拒绝诺贝尔奖时，就体现了人类思维的完整性和参照性。

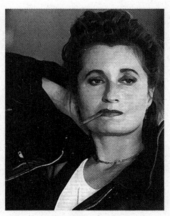

艾尔芙蕾德·耶利内克

他们为何拒绝诺贝尔奖

艾尔芙蕾德·耶利内克的拒绝

2004年的诺贝尔奖刚一宣布获奖者，就传来一些令人惊讶的消息。诺贝尔文学奖得主奥地利女作家艾尔芙蕾德·耶利内克（Elfriede Jelinek）在该奖项宣布的第二天就发表声明说，她不会去斯德哥尔摩接受该项大奖。这是什么原因呢？

获得诺贝尔奖一般会被视为一个人一生所拥有的最大的或巨大的荣誉，所以没有谁不会欣然接受并感到万分荣耀、兴奋、激动、喜悦。获奖者通常会有心理学家所描述的成功者的巅峰体验，这种颠峰体验不仅是在获得巨大成功与成就时的自豪与骄傲，而且还圆满地解释了一个人之所以能走向辉煌的动力。

不过，尽管获得诺贝尔奖是一种莫大的荣誉，但也有人并不把它太当回事，或者说"不识抬举"。尽管这样的人极为罕见，但他们对待诺贝尔奖的态度犹如打开了生活的另一扇窗户，让人们感受有一些人是如何生活，如何理解成功、如何对待荣誉以及他们的生存环境是多么地严酷。他们的价值观和生活态度在"诺贝尔奖情结"广为流行的今天有一种实在的独特的意义。

瑞典皇家科学院颁奖委员会宣布把2004年的诺贝尔文学奖授予耶利内克理由是：利用其创作的小说和戏剧中具有非常鲜明语言表现力的音乐节律，描述社会现实中的荒谬及向其臣服的力量。但是，耶利内克在10月7日瑞典皇家科学院颁奖委员会公布消息后的第二天，10月8日就在维也纳召开记者发布会，正式宣布她不会去斯德哥尔摩领取诺贝尔文学奖："我不会去斯德哥尔摩接受该项大奖。"

耶利内克的公开表示拒领诺贝尔文学奖让人猜疑很多，但还是可以从她的发言中找出许多理由。第一个理由是她自己的身体健康原因。其次，她认为自己没有资格获得这一大奖。她说，在得知获得这一如此崇高的奖项后，她感觉到的"不是高兴，而是绝望。"耶利内克表示："我从来没有想过，我本人能获得诺贝尔奖，或许，这一奖项是应颁发给另外一位奥地利作家，彼杰尔·汉德克的。"

最后她指出，她并不认为自己的诺贝尔奖是"奥地利的花环"，她与现在的奥地利政府完全保持着距离。

尽管这些"夫子自道"没有透露更多的细节和详尽的理由，但也可以看出耶利内克与此前另一位拒绝诺贝尔奖的人——萨特有相似的理由。果然，2004年12月10日在诺贝尔奖的颁奖仪式上，尽管瑞典国王卡尔十六世·古斯塔夫以及瑞典政要和各界名人当天下午聚集在斯德哥尔摩市音乐厅，但正如艾尔芙蕾德·耶利内克在10月所表明的态度一样，这位诺贝尔文学奖获得者没有出现在颁奖人群中。而自诺贝尔文学奖颁发至2004年，已经有89名男作家获奖，获奖的女作家只有10位。耶利内克是自1966年内利·扎克斯获得诺贝尔文学奖后，第一位凭借德语写作而获奖的女作家。

唯一的发自内心拒绝诺贝尔奖的人

法国作家、哲学家让·保尔·萨特被视为唯一一位自觉自愿和发自内心深处拒绝诺贝尔奖的人，因为他需要维护自己的独立人格与自由精神。也可以说，萨特是世界上为数不多的再多的金钱和再大的荣誉都无法收买的人。

1964年，当萨特得知他被诺贝尔奖评委提名并有可能获得当年度的诺贝尔文学奖时，他当即致信评委会，他将拒绝这个奖项，尽管这个奖励是一个莫大的荣誉。但是，诺贝尔奖评委会并没有因萨特的拒绝而放弃他们所认为应当授奖的人，结果还是把当年度的诺贝尔文学奖郑重地授予了萨特，理由是：为了他那富于观念、自由精神与对真理之探求的著作，这些著作业已对我们的时代产生了长远的影响。

不过，萨特的拒绝并不是在玩虚的。知道当年的颁奖消息后，他马上就起草了一个称为"作家应该拒绝被转变成机构"的声明，于1964年10月22日由萨特在瑞典的出版商委派一位代表在斯德哥尔摩代为宣读。此后法新社全文转播，法国各大报纸也竞相登载，其中《世界报》首批于10月24日全文刊载了萨特的拒绝诺贝尔奖的声明。声明说，"我很遗憾这是一件颇招非议的事情：奖金被决定授予我，而我却拒绝了。"萨特为什么要拒绝诺贝尔奖？简单地说，理由有两条，个人的理由与客观的理由。他说，"我拒绝该奖的理由并不涉及瑞典科学院，也不涉及诺贝尔奖本身。"萨特拒绝诺贝尔奖的理由概括如下：

个人方面的理由如下：我的拒绝并非是一个仓促的行动，我一向谢绝来自官方的荣誉。这种态度来自我对作家的工作所抱的看法。一个对政治、社会、文学表明其态度的作家，他只有运用他的手段，即写下来的文字来行动。他所能够获得的一切荣誉都会使其读者产生一种压力，我认为这种压力是不可取的。我是署名让·保尔·萨特还是让·保尔·萨特——诺贝尔奖获得者，这决不是一回事。

接受这类荣誉的作家，他会把授予他荣誉称号的团体或机构也牵涉进去：我对委内瑞拉游击队抱同情态度，这件事只关系到我，而如果诺贝尔奖得主让·保尔·萨特支持委内瑞拉的抵抗运动，那么他就会把作为机构的所有诺贝尔奖得主牵联进去。这种态度完全是我个人的，丝毫没有指责以前的诺贝尔奖获得者的意思。我对其中一些获奖者非常尊敬和赞赏，我以认识他们而感到荣幸。

我的客观理由是这样的：当前文化战线上唯一可能的斗争是为东西方两种文化的共存而进行的斗争。我并不是说，双方应该相互拥抱，我清楚地知道，两种文化之间的对抗必然以冲突的形式存在，但这种冲突应该在人与人、文化与文化之间进行，而无须机构的参与。我个人深切地感受到两种文化的矛盾：我本人身上就存在着这些矛盾。所以我不能接受无论是东方还是西方的高级文化机构授予的任何荣誉，那怕是我完全理解这些机构的存在。

尽管我所有同情都倾向于社会主义这方面，不过我仍然无法接受譬如说列宁奖，如果有人想授予我该奖的话，现在当然不是这种情况。我很清楚，诺贝尔奖本身并不是西方集团的一项文学奖，但它事实上却成了这样的文学奖，有些事情恐怕并不是瑞典文学院的成员所能决定的。所以作家应该拒绝被转变成机构，哪怕是以接受诺贝尔奖这样令人尊敬的荣誉为其形式。

由于萨特拒绝诺贝尔奖，瑞典科学院常任秘书安德斯·奥斯特林代表学院作了一个声明：这位荣誉得主已经表示，他不希望接受诺贝尔奖。但他的拒绝并未稍稍改变本奖必须赠予的有效性。不过，在这种状况下，本学院只能宣布颁奖仪式无法举行。

显而易见，萨特的个人理由和客观理由告诉人们，他拒绝诺贝尔奖是为了保持自己一个自由知识分子独立之思想、自由之精神的客观存在。他是一个独立的、自由的，不必依附任何人的个体，所以拒绝任何来自官方或民间组织的奖励。而且他的拒绝也是公开的，理由是直率的，不像李密拒绝做官，上书《陈情表》，拒绝"天下英雄尽入朝廷彀中"的生存模式，但还要说一些违心的托辞，比如"臣无祖母无密，密无祖母无以终余年"，以尽孝来婉辞朝廷的任命。所以，萨特对诺贝尔奖的拒绝是彻底的，也许今天还得加上耶利内克。唯其如此，世界上才多了一份独特的对待诺贝尔奖的态度、观念和行为。

被迫拒绝诺贝尔奖的人

拒绝诺贝尔奖的人并非只有萨特、耶利内克，但在为数不多的拒绝者中，绝大多数人是迫于自己所生存的环境、意识形态和政治观点，并非是心甘情愿的，而是受到强迫。比如，前苏联的帕斯捷尔纳克、索尔仁尼琴，越南的黎德寿，德国的库恩、布迪南特、多马克等。后三者是受德国纳粹的威胁，曾被迫放弃诺贝尔奖，但到战争结束后撤回了放弃，补领了诺贝尔奖。

在这些获奖者中，命运最为跌宕起伏和凄凉悲惨的要属前苏联的帕斯捷尔纳克，他是被迫拒绝诺贝尔奖的典型代表。由于写作并在意大利率先出版了《日瓦戈医生》（在国内无法发表），1958年10月23日瑞典文学院宣布将该年度诺贝尔文学奖授予帕斯捷尔纳克。获此消息，帕斯捷尔纳克感到万分高兴和荣耀，并马上致电瑞典文学院，深感"无比激动和感激，深感光荣、惶恐和羞愧……"

尽管瑞典文学院为了淡化意识形态的影响而没有在获奖理由中提及《日

瓦戈医生》，只是说为了表彰帕斯捷尔纳克在"当代抒情诗创作和继承发扬俄罗斯伟大叙事文学传统方面所取得的主要成就"，但帕斯捷尔纳克很快遭遇来自各个方面的压力，因为人们自然明白"叙事文学传统"即是指他的长篇小说《日瓦戈医生》。当时的《真理报》的文章指出："反动的资产阶级用诺贝尔奖金奖赏的不是诗人帕斯捷尔纳克，也不是作家帕斯捷尔纳克，而是社会主义革命的诬蔑者和苏联人民的诽谤者帕斯捷尔纳克。"

然而，帕斯捷尔纳克在开始也并没有完全退缩，他认为自己是应当获得这一项荣誉的。他在致苏联作协主席团的信中说："任何力量也无法使我拒绝人家给予我——一个生活在俄罗斯的当代作家，即苏联作家——的荣誉。你们可以枪毙我，将我流放……几年后你们将不得不为我平反昭雪。"

但是由于遭到巨大压力，帕斯捷尔纳克不得不屈服，10月29日他到邮局给瑞典文学院拍了一封电报，表示婉拒诺贝尔奖。他在电报中说，"鉴于我所从属的社会对这种荣誉的用意所作的解释，我必须拒绝这份已决定授予我的不应得的奖金。请勿怪！"紧接着在11月4日，苏联政府授权塔斯社发表声明，如果帕氏出席颁奖大会并不再回国，苏联政府对他决不挽留。

为保留自己的国籍，在塔斯社发表声明的第二天，帕斯捷尔纳克发表了致《真理报》编辑部的公开信，说他对自己的祖国有难以割舍的血缘之情，他生在俄罗斯，长在俄罗斯，爱着俄罗斯，要他离开祖国到别的地方去是不可思议的。他不得不按照官方的意见做出深刻检查："《新世界》编辑部曾警告过我，说这部小说可能被读者理解为旨在反对十月革命和苏联制度的基础。现在我很后悔，当时竟没有认清这一点……我仿佛断言，一切革命从一开始在历史上就注定是非法的，十月革命也是这种非法的事件之一，它给俄罗斯带来灾难，使俄罗斯的精英和知识分子遭到毁灭。"

《日瓦戈医生》是不是反苏和诽谤苏联人民，也许仁者见仁、智者见智。但是，如果客观地看待，该书所反映的现实并没有超过一些同是苏联作家所反映的当时的社会生活的话，就可以很好地理解该书的意义和价值。比如，肖洛霍夫的《静静的顿河》，把一个对抗红军的叛乱分子葛里高利当作英雄人物来写，却竟然获得了官方的认可。而且同样是肖洛霍夫的反映现实不太美好的一面的作品《一个人的遭遇》，也获得了诺贝尔文学奖，但却也同样得到了当时官方的认可。

所以，尽管法国存在主义文学家加缪评价说，《日瓦戈医生》这一伟大的著作是一本充满了爱的著作，它并不反苏，而是具有一种普遍性的意义，以及英国几十名作家联名解释《日瓦戈医生》是一个动人的个人经历的见证，而不是一本政治文件，但帕斯捷尔纳克还是被迫放弃了当年的诺贝尔文学奖，并于两年后身心交瘁而去世。

与萨特的拒绝诺贝尔奖相比，帕斯捷尔纳克被迫辞谢诺贝尔奖可以看作是环境对于一个自由独立思考的知识分子的生存所不得不付出的沉重代价。

对待诺贝尔奖和奖金的态度

诺贝尔奖奖金应当说随着奖金管理者们进行的适宜的投资而逐年变得庞大起来，因而不能不说诺贝尔奖是一笔巨大的财富，当然这只是相对于一般人而言。如何领取和利用这笔财富一般人当然无权置喙，但看看获奖者们如何领取和使用这笔奖金却是很有意义的事。

奖金，尤其是巨额奖金如何使用的问题，在一些人看来不是个难题，但对另一些人的确是大难题。在人人都想致富的今天，人们怎么使用和消费他劳动所获的财富，包括奖金，外人当然无权置喙，可是有一种在今天已经稀缺的东西被叫作"感动"的，却可以从如何使用奖金上体现出来。不过，最使人感动的是特蕾莎修女对奖金的使用。

1979年当诺贝尔奖评委会宣布把当年度的诺贝尔和平奖授予特蕾莎修女时，她似乎感到了某种困惑，因为她从未想到过获奖，而且做梦都没有想到过自己有一天会突然成为百万富翁——这是一个人们梦寐以求的生活理想。由于没有充分的准备，而且似乎自己并不适宜于当一个富人，特蕾莎修女本能地迟疑着，而且想拒绝这个奖项和这一大笔一夜之间就可以让她富起来的奖金。但是，诺贝尔奖评委会的颁奖理由却让她发现了自己应当领这个奖和怎样用这笔巨额奖金的理由或思路。

评委会说，"她（特蕾莎）的事业有一个重要的特点：尊重人的个性。尊重人的天赋价值。那些最孤独的人、处境最悲惨的人，得到了她真诚的关怀和照料。这种情操发自她对人的尊重，完全没有居高施舍的姿态。"而且，"她个人成功地弥合了富国与穷国之间的鸿沟，她以尊重人类尊严的观念在两者之间建设了一座桥梁。"

作为毕生贡献于穷人和以照顾关怀世界上的弱者为一生己任的特蕾莎修女并非为这样的美誉而陶醉，而是通过这样的话语启示了她的思路，为什么不接受这个奖项和领取这笔巨额奖金呢，不是为她自己，而是为穷人、弱者和需要帮助的人。

于是在挪威奥斯陆金碧辉煌的市政厅，特蕾莎修女郑重地对全世界说：

这项荣誉，我个人不配领受。今天，我来接受这个奖项，是代表世界上的穷人、病人和孤独的人。随后她既对人类这个世界做出了入木三分的剖析，又对自己的行为原则做了诚实的解释：我既不说，也不讲，只是做。人类缺少爱心是导致世界贫穷的原因，而贫穷则是我们拒绝跟别人分享的结果！其实，这番对全世界的人讲的话已经在为她怎样使用这笔奖金作解释和注脚了。

没错，很多人都估计对了，她是要把这笔奖金全部捐赠出来，用到那些穷人、病人和孤独的人的身上。但是，特蕾莎修女似乎对此还不满足，而且对金钱还有更多的一丝"贪婪"。当她知道在颁奖仪式上为全体来宾所准备的国宴需要花费不薄的资金时，不禁黯然神伤，眼角溢出了闪光的东西，那是一种感伤的泪。正如某年教师节上，当贫穷山区来的教师在北京招待他们的一次高规格宴会上，得知这一餐饭的饭费比他们一年的工资（而且常常是无法按时拿到）还高时，不禁面对摄像机泪满衣襟。

特蕾莎抹去了眼角的泪，带着深深的不安对诺贝尔奖颁奖仪式的主管者发出真诚的、柔弱的，但又几乎是难以拒绝的请求：客人们能不能不享用这次盛宴，而把这次国宴的钱连同诺贝尔奖金一起赠给我。因为……因为……吃这餐饭却可能是一种浪费。一顿豪华国宴只能供100多人享用而已，如果把钱交给我们仁爱传教修女会使用的话，却可以让1500名印度穷人吃一天饱饭。特蕾莎说这番话的时候带着深深的不安，因为她的请求可能让很多尊贵的客人无法享用这次风光无限的大餐，而且甚为扫兴，那里不仅有法国鹅肝酱、法国牛排、挪威鹿肉等世界名菜，而且还有全球名流、著名学者、头面人物、政要的济济一堂的荣耀与风光。但是，为了穷人，特蕾莎修女豁出去了。

出乎特蕾莎的意料，她的要求并没有得罪当年的高贵客人，反而深深地打动了他们。他们一致同意，取消那一年的国宴，把办理国宴的6000美金（一说7100美金）的餐费统统交给特蕾莎修女。特蕾莎修女遵守了自己的诺言，为穷人和孤独的人领奖，连同这笔国宴费和当年的和平奖奖金19.2万美金，一并捐作麻风病防治基金之用。

笔者相信特蕾莎修女应当是天底下最让每个捐赠者放心的人，可以不让她打收据，更不用让她报告奖金、捐款的用处（当然这与现代管理理念不合），因为钱都会用在穷人和贫困者的身上，她决不会挪用一分一厘，因为她只代表着和想着穷人。她一生只有三套简单的换洗衣服（修道服），只穿凉鞋，连袜子都舍不得穿。

笔者不是在鼓励人们都像特蕾莎修女那样使用奖金，而且我们普通人做不到也没有机会做到。但是，我们只要记着，有这么一位修女使用的奖金的行为和过程就足够了。因为，这至少会让我们的心灵有一些知足并且平和、安宁。

对于诺贝尔奖奖金，还有一位获奖者接近于萨特或特蕾莎修女。1975年的诺贝尔经济学奖得主之一是加林·库普曼斯，他因为资源的最佳配置理论而与利奥尼德·康托诺维奇共同获奖。但是库普曼斯认为还有一个人应当与他们共同获得该年度的诺贝尔经济学奖，他就是线性规划的创立者乔治·但泽。为此库普曼斯陷入了两难境地，他想拒绝诺贝尔奖，但又没信心。于是他请教1972年的经济学奖得主肯尼斯·阿罗。后者认为，以库普曼斯的专业贡献完全可以获奖，并说服他不必拒绝，而是应当前去领奖。

但是，与康托诺维奇共同领取了当年的24万美金后，库普曼斯还是对此忐忑，因为他一直认为如果自己和康托诺维奇平分这笔奖金有不仁之嫌。于是，他把4万美金捐赠给了但泽曾工作过的日内瓦国际应用系统分析研究所。这样，他自己剩下的8万美金刚好就是3个人分享时他应得的数了。此举真有一些君子爱财、取之有道的操守，尽管有人对这样的操守并不以为然。

此外，诺贝尔奖的遴选与颁发也并非无懈可击或百分之百适宜，在此种情况下，一些人的抗争也同样有独特的意义。

对于获奖者的大多数人来说，使用诺贝尔奖这笔巨额奖金并非一件难事，但是对于某些获奖者却可能非常为难，比如萨特。他在拒绝诺贝尔奖的声明中说，"最后我再谈一下钱的问题。科学院在馈赠获奖者一笔巨款的时候，它也同时把某种非常沉重的东西放到了获奖者的肩上，这个问题使我很为难……显然我拒绝这笔25万克朗的奖金是因为我不愿被机构化，无论在东方或是在西方。然而你们也不能为了25万克朗的奖金而要求我放弃原则，须知这些原则并不仅仅是你们的，而且也是你们所有的同伴所赞同的。"

怎样才能赢取诺贝尔奖

何谓"诺奖级成果"

清华大学教授施一公研究组于2015年8月先后英国期刊《自然》在线发表1篇论文和美国《科学》杂志在线发表2篇论文。他们的研究结果为研究老年痴呆症发病机制，开发高效药物提供了重要的分子基础。

施一公研究组的成果随之被国内外一些专业人员和媒体评价为"诺奖级成果"。美国杜克大学药理学院讲席教授王小凡称，"我个人认为，这项成就将得到诺贝尔奖委员会的认真考虑。"

什么是"诺奖级成果"？"诺奖级成果"据称较早是由杨振宁对中国某位科学家研究结果的评价，此前杨振宁也称，"我曾经再三讲，我觉得在20年内，中国本土包括香港、澳门一定会有诺贝尔奖级的科技成果出现"。杨振宁的意思是，某些研究成果可以和获得诺贝尔奖的成果意义或重要性不相上下。不过，听杨振宁的话也别弄错了，杨振宁只是说"有诺贝尔奖级的科技成果出现"，而没有说在中国本土有科学家能获得诺贝尔奖。

以施一公的研究为例。在所有真核生物中，基因表达分第一步转录、第二部剪接和第三部翻译组成。目前，第一步与第三步中的关键催化器RNA聚合酶与核糖体的结构解析已分别被授予2006年和2009年的诺贝尔化学奖。基因表达第二步中的关键分子剪接体的原子结构解析因较复杂，多年来无人揭秘。施一公等人的最新成果解析了剪接体高分辨率的三维结构，并阐述了RNA执行剪接的工作机制。施一公认为，"这项研究成果的意义很可能超过了我过去25年科研生涯中所有研究成果的总和"。

如果再稍加解释，事情可能是这样的：其一，基因表达是生命本质现象之一，如果出错，人就会患病（遗传病），反之则健康；其二，基因逆转（第一步）和翻译（第三步）已经分别获得诺奖，现在基因剪接（第二步）的机制也已阐明，按重要性和类推原则，基因表达的第一和第二原理被阐明都获得了诺贝尔奖，第二原理的揭示获得诺贝尔奖也不应是问题，如果有问题，就是时间问题。

不过，诺贝尔奖真是一个不太好预测的奖，在其历史上始终夹杂着一些在"诺奖级成果"之外的因素和成分，因而也左右了该奖的评选和颁发。比如弗洛伊德一生都在等待并自认为其研究成果和学说能获得诺贝尔奖，但却终生无缘诺贝尔奖。原因有很多，其中之一是，"诺奖级成果"与得诺奖是两回事。

有成果未必能获奖

发表了"诺奖级成果"是否就能获得诺贝尔奖？这个问题见仁见智，但是，从诺贝尔奖100多年的历史来看，否定大于肯定。在这个方面，1993年诺贝尔生理学或医学奖的得主之一、英国科学家理查德·约翰·罗伯茨的意见可能更具参考意义。罗伯茨与美国科学家菲利浦·艾伦·夏普（Phillip Allen Sharp）由于在真核生物的基因内含子以及基因剪接领域的开创性研究成果而共享1993年的诺贝尔生理学或医学奖。他在2015年4月2日的《美国公共科学图书馆·计算生物学》发表文章称，获得诺贝尔奖有10个简单原则。

罗伯茨对于想要获得诺贝尔奖的人第一个忠告便是，不要一开始就把目标确定为获得诺贝尔奖，而且，这不仅是第一条，也是最重要的一条法则。以下是罗伯茨的十条忠告，当然是一家之言，仅供参考。

忠告一：有成果未必能获奖

尽管得诺贝尔奖有许多要素，但无心插柳是第一要素，或可算为"诺贝尔奖大法"。获得诺贝尔奖的首要法则就是，不要期望，想都不要想自己会获得诺贝尔奖。如果你能够做自己能力范围内最好的科研、提出好的问题、努力解答、寻求那些"奇怪的"结果，就说不定打开了新世界的大门。

如果运气好，能够搞个"大新闻"，说不定还能得一两个奖。再如果运气特别好，那么你说不定还有那么点机会得到诺贝尔奖。不过，罗伯茨更认为，运气这种事，哎，你也懂的。

如果不理解运气的话，吴健雄的遭遇是一个很好的解释。李政道与杨振宁一起因发现弱作用中宇称不守恒而获得1957年的诺贝尔物理学奖。但是，他们只是提出了这个假说，从实验上去验证的是吴健雄，但后者并未获奖。对此，吴健雄感到极其不公正，而且受到极大伤害，科学家界也有过种种猜测和解释，其中江才健的《吴健雄传》提供了一种说法，即做实验的证明宇称不守恒的不只是吴健雄，还有其他人。出于平衡和不得罪人的原因，评委会丢下了吴健雄。过去，人们认为这是诺贝尔奖评选中的不公正和歧视，其实，从另一个侧面来理解，运气可能没有眷顾吴健雄。

忠告二：失败为成功之母

失败为成功之母同样适用于或更适合于赢取诺贝尔奖。一般而言，实验失败无外乎两种主要原因。第一种就是，你在什么地方搞砸了。如果不是最初就没有仔细想好怎么做实验，那就是你用的混合试剂出了问题，或者标记没有做好，还有可能是仪器不准。对于种种失败原因，没有其他办法，你还是再重复吧，直到成功为止。

有意思的是，还有时候，你想得到的结果，或许真的不存在，真实情况可能完全是另一回事。这时候，如果足够幸运，你会去想是不是之前的常识出了问题，那么怎么检测之前的"定理"不对呢？运气再好一点，能够证明确实是之前的理论错了，说不定就离诺贝尔奖近了一步。

忠告三：合作求小而精，不求大而全

合作对于赢取诺贝尔奖有好处，因为有时候合作不仅对实验有好处，而且也是很好玩的事情。结合不同专家的智慧，说不定真能有一个大的发现。但是，合作要小而精，不能大而全，一般不要超过2个人。为啥呢？很简单，通往诺贝尔奖的船上，只能挤得下3个人，因为诺贝尔奖得主最多就3个人。

因此，另外两个合作者就得好好挑选了。人多了，说不定一些潜在的合作者成为竞争者，就得不偿失了。

忠告四：留意家族遗传和世袭

尽管血统论是不公正的现象，但诺贝尔奖的获得或多或少沾染了遗传和世袭，这可能是近朱者赤的体现。至今，共有7位诺贝尔奖得主的孩子（或者后代）也获得了诺奖，4对夫妻一起获得了诺奖。例如，居里夫人和丈夫皮埃尔获得了1903年的诺贝尔物理学奖，而他们的女儿伊雷娜·约里奥－居里和女婿弗雷德里克·约里奥共同获得了1935年的诺贝尔化学奖。

在诺贝尔奖颁发的113年间，科学领域共有586名获得者，但这些年来，地球上有着超过100亿的人口。可见家庭对增加获得诺贝尔奖概率是很重要的。

忠告五：到一个曾经获得过诺奖者的实验室工作

很多诺贝尔奖得主都受益于这条法则。例如英国剑桥大学的医学研究委员会实验室，其中走出过不少于9位诺贝尔奖得主。这其中更有科学界的泰斗弗雷德·桑格（Fred Sanger），他因为蛋白质氨基酸测序和DNA测序获得两次诺贝尔化学奖（1958年和1980年）。

实际上，在这其中，他还发明了RNA的测序法，但是并没有因此获得诺贝尔奖。看来，瑞典皇家科学院的诺贝尔奖评审委员会没有发3个诺贝尔奖给一个人的意愿。

忠告六：在一个将会获得诺奖的实验室工作

这一条非常有用，甚至比"到一个曾经获得过诺奖者的实验室工作"管用。如果能够进入那样的实验室，而且参与了重大发现，将是非常有益的。能够找到一匹很有潜力的"黑马"，并且能够搞出大发现，同时你的老板还愿意同你共享诺贝尔奖的荣耀，那么就要恭喜你了！

然而，不用想也知道，这很难。你还需要确定，重大发现是在你离开实验室之前就会获得，要不然就亏大了。

忠告七：运气和勇气的结合

很快，一个非正式的调查就会给出这样的结论：运气，是获得诺奖的最大因素。可能的原因是，当我们认为公认的理论是对的，然而结果被证明是错的，而我们还坚持继续基于这个公认的理论进行实验。如果我们能够足够幸运，果断抛弃这种公认的理论，那么很可能我们就将迎来重大发现。

然而，这种转变不仅需要勇气，更需要运气。

忠告八：不要套近乎或公关

一切以诺贝尔奖为中心，这一点被太多人证明简直是灾难性的错误。很多人在提名后确信自己将要获得诺贝尔奖，于是他们就开始筹划自己的得奖感言，开始计划着四处游学讲述自己的成就。这还不如不知道被提名，然后在一个早晨接到来自斯德哥尔摩的电话，这将是多么大的惊喜。

实际上很多人做得更出格，他们每年年底寄给诺贝尔奖委员会自己的文章，作为对委员会的提醒，来表示自己取得了多大发现。这显然是在套近乎和做公关。但是，这种人是肯定不会被提名的。你可以想象，那些评审人们晚上在酒吧里，谈到这样的人会笑成什么样子。

忠告九：与瑞典科学家友善

与人为善不仅是对的，而且对于获得诺贝尔奖也是必须的。有些诺贝尔奖得主会因为挑战错了对手（与人为敌），本应该得到的诺贝尔奖却被严重推迟了。因为谁也不会知道，你所挑战的人是不是已经进入了诺贝尔奖的评审委员会，或者你们干过一架之后他就成了评审委员会成员。

佩顿·劳斯（Peyton Rous）就是很好的例子，他从1911年等到了1966年，等了半个世纪，在死前4年终于得到了诺奖。（弗朗西斯·佩顿·劳斯，Francis Peyton Rous，1879年生于美国，美国微生物学家。约翰·霍普金斯大学医学院毕业。1909年在洛克菲勒研究所工作。1970年逝世。1966年因发现劳斯肿瘤病毒被授予诺贝生理学或医学奖。这种病毒至今仍是癌症研究中的重要实验材料）

相对来说，这一条太容易了，罗伯茨本人就认为大多数的瑞典科学家都是和蔼可亲、非常好相处的人，而且很有合作精神，尤其是，他们很多人都可以成为很好的酒桌上的知己。所以，从现在开始还来得及，对所有瑞典科学家都要好一点。

忠告十：学生物

为啥学生物？原因太多了。首先，生物学很有趣，与日常生活相关，而且还有太多的领域没有弄清楚。相对于其他领域，生物学领域获得诺贝尔奖的概率会大很多。生物学包括了很多内容，很容易一不小心就进入全新的世界，新的交叉学科，这会非常有意思。

再次，生物学不像物理、化学亘古不变，生物学总在进化，昨天的真理，今天或许就不适用了。最后，与生物学相关的诺贝尔奖有两种，即诺贝尔化学奖以及诺贝尔生理学或医学奖，这其中一半都发给了生物学家，这样，你就提高了50%的获奖概率。

当然，在所有这10项忠告，第一条最重要。其他9条可能会有点用，就算一点用也没有，也可以算是好玩的意见。由于第一条很重要，罗伯茨要强调三遍：第一条不应被忽视，第一条是唯一法则，重要的事情一定要说三遍。就算是大科学家如玛丽·居里，或者弗雷德·桑格也遵守这第一条。

如果说有例外的话，那就是美国科学家莱纳斯·鲍林第二次获得诺贝尔奖没有遵守这第一条。因为，第二次获得诺贝尔奖的概率确实比平均概率高了不少。

当然，罗伯茨的10项忠告也是一家之言，诺贝尔奖除了文学奖与和平奖之外，有物理学、化学、生理学或医学、经济学，这些专业，都有可能获得诺贝尔奖，只要研究成果含金量充足。而且，人们对杨振宁的话也别理解错了，杨振宁只是说中国未来20年"有诺贝尔奖级的科技成果出现"，而没有说未来20年在中国本土有科学家能获得诺贝尔奖。

百年诺贝尔奖的历史表明，成果的重要与能否获诺奖无必然联系，有些获奖的成果并非当之无愧，还有更多的诺贝尔奖级的成果并未获奖。成果固然是获奖的重要原因，但其他原因，如运气、评委的态度，甚至偏见和欺骗，都可能左右该奖的评选，不要把"诺奖级成果"与获得诺奖等同起来。否则，希望越大，失望越大。

赢取诺贝尔奖要否定目标

尽管英国科学家理查德·约翰·罗伯茨对如何赢取诺贝尔奖提出了10个建议，并且提出，不要把获得诺贝尔奖定为目标，而且不要去搞公关和送礼，便是，这恐怕是文化上的差异，甚至连文化差异也不算，因为西方文化也讲究送礼，因此这两点在东西方文化中有着相当微妙的异同。

罗伯茨忠告是，获得诺贝尔奖的首要法则就是，不要期望，想都不要想自己会获得诺贝尔奖。显然，罗伯茨的观点是无心插柳。然而，东方，比如日本和中国的观念是要有心栽花，不管这花能否盛开和结果。

获得诺贝尔奖其实与人们的一种生活观念相符合，即人生要有计划和目标，或要使人生有意义。获得诺贝尔奖无疑是人生最大的目标和人生的最大意义，日本人和中国人都是这样想的。于是，日本就有了2001年出台的《第二个科学技术基本计划》，明确提出要在21世纪前50年里培养30个诺贝尔奖获得者。而且，近几年日本人获得诺贝尔奖的人数增多似乎也证明了诺贝尔奖是可以制定目标的，由此，也刺激到中国科技界，引发春心荡漾，认为需要制定赢取诺贝尔奖的目标，从经费到政策都要向能获得诺贝尔奖研究的科研项目倾斜。

然而，无论是赤崎勇、天野浩和中村修二因"蓝光LED"获得2014年度诺贝尔物理学奖，还是2012年山中伸弥获诺贝尔生理学或医学奖，以及2000年以来日本多达14人获得诺贝尔奖，都不是制定计划而获奖，也不是定向培养和定目标而获奖。因为，诺贝尔奖授予的成果有一个时间滞后，通常为30–50年。所以，现在日本人获得诺贝尔奖的人数增多并非是日本2001年制定诺贝尔奖计划的结果。至于未来是否能实现计划或制定目标的结果，需要时间检验。所以，罗伯茨的第一个忠告在目前还不可能受到挑战，至少也说明了这是目前东西方文化对获取诺贝尔奖或各类奖项差异的明显证明。

罗伯茨的第二个忠告是，不要做公关，别说送礼，就是向评委介绍自己也万万使不得。一些自认为做出了重大贡献的研究者会向诺贝尔奖评委会寄送自己的文章，即便没有送礼，也意在提醒评委，自己取得了多么重大的发现，这也是在向评委套近乎。

罗伯茨提出不要做公关可能是基于目前诺贝尔奖的相对实至名归和公正，因为，迄今诺贝尔奖尽管有过一些争议，但总体而言体现了货真价实和公正，证据是，每次获奖者都是做出了开创性或重大贡献的人，而且被实践检验了很长时间，也是按研究人员做出贡献的时间先后来评价，所以被视为公正、公平。

显然，东方人的做法大相径庭，酒香也怕巷子深的观念不仅早就深入人心，而且送礼套近乎是东方人情世故的一种必须和必然的行为方式。中国人在送礼评奖上更为突出。在中国表现为评奖文化的有两个评选，一是文化的，如鲁迅文学奖；二是科技的，如评选两院院士。

鲁迅文学奖或其他文艺奖的送礼已是见惯不惊，最近披露出来的陕西作协副主席阎安向中国作协副主席高洪波行贿获得2014年鲁迅文学奖，行贿礼物是一件国家一级文物。尽管高洪波后来退了这件礼品，但也说明评奖的送礼之风甚行。铁道部运输局原局长、副总工程师张曙光曾于2007年、2009年两度参评中科院院士，检方指控，其多笔受贿均与参评院士有关，一共受贿2300万元左右。至于这些受贿的钱又行贿了哪些人，目前仍无定论，或永远无法查清。湖南省交通运输厅原党组书记、副厅长陈明宪，为了能评上院士，做了大量公关，陈明宪有一次邀请30名院士到湖南游玩，吃住都在华雅国际大酒店，耗资以百万元计。

日本的评奖送礼丝毫不逊色于中国。为了让日本研究人员获得诺贝尔奖，日本政府在瑞典斯德哥尔摩卡罗林斯卡医学院设立了"研究联络中心"，其职能就是公关、游说和送礼，包括向诺贝尔奖得主以及诺贝尔基金会人员提供一切费用全包的赴日旅行。日本人认为只有套近乎让评委认识和了解自己，才能把奖项评给自己。

这一招显然也引发了西方人的反感。英国《卫报》评论称，在宁静的学术界，日本的这种"直率"史无前例，让斯堪的纳维亚人愤怒。不过，诺贝尔奖评委们对公关者的愤怒和取笑能保持多久呢？没人知道。人都是有感情的，当一来二去的送礼和公关真的如润物细无声的春雨打动、消融和感化了诺贝尔奖的评委，没准日本的诺贝尔奖获得者还会逐渐增加。更何况，即便以公正和客观著称的诺贝尔奖在历史上也留下过公关、受贿而获奖的口实，例如，西方媒体就曾披露1986年的诺贝尔生理学或医学奖被行贿买走的内情，意大利生物学家里塔·莱维·蒙塔尔奇尼的获奖是其团队公关和收买评委的结果，这个内幕在全球掀起了轩然大波。

人们当然希望罗伯茨的忠告成为永远的箴言、真言和事实，但是，也会担心，在诺贝尔奖的评选上不送礼、不做公关、只凭实力说话的路还能走多远。

诺贝尔奖评委是否受贿

2008年底，瑞典首都斯德哥尔摩的瑞典国家检察部门启动了一项调查，以查清是否有评委受贿。检察部门透露的信息是，有3位诺贝尔奖评委曾分别于2006年和2008年两次受邀访问中国，中方为其访问期间的所有费用"买单"，包括飞机票、住宿和餐饮。如果这3名评委被证明有罪，他们将面临罚款或者两年的牢狱之灾。但瑞典反贪检察官尼尔斯·埃里克·舒尔茨拒绝透露这3名评委的名字。

听到这个消息，不少中国人内心肯定是五味杂陈，甚而产生一丝愤懑。调查这3位评委也就意味着调查中国人是否行贿，这至少让人心里很是不快。

中国人可以解释，中国文化好客和尊重客人，为其行程买单是一种最高的待客之道。中国人还可以质疑，为何2002年8名诺贝尔奖评委曾在日本政府资助下访问过日本，瑞典检察部门为何不调查？这显然是双重标准。还有，中国人也会解释，这些评委到中国来只不过是为中国的科学发展提供建议，有利于中国科学技术的发展和提高。即使他们介绍一些如何获取诺贝尔奖的经验和窍门也属正常，要不，中国人的诺贝尔奖情结何时能疏缓呢？

这些想法当然有道理，但如果站在拥有评审和颁发诺贝尔奖的国家和组织的角度上看，瑞典启动这次调查就并非是小题大做，而是良心用苦。至少是为了维护和保持诺贝尔奖的公正、权威，不能让人找到证据而否定诺贝尔奖在全世界至高无上的权威，甚至不能让人有丝毫的怀疑和说三道四。

从现实的层面看，瑞典当事方已经认为这样的行为有不妥。曾颁发过诺贝尔化学、物理学和经济学奖的瑞典皇家科学院常任秘书贡诺·厄奎斯特承认，这两次中国之行是不合适的，"我们应该非常谨慎，不要把诺贝尔奖委员会置于被质疑的境地。"

而从历史的层面上看，尽管在百年诺贝尔奖的历史中基本保持了公正性和权威性，但还是有一些不足或瑕疵而受人质疑。尤其是历史上曾出现过世人怀疑有人对诺贝尔奖评委行贿并因此而让行贿者获奖的事情。

意大利的生物学家里塔·莱维·蒙塔尔奇尼因发现神经生长因子而与美国科学家史坦·科恩获得1986年的诺贝尔生理学或医学奖，但后来却曝出蒙塔尔奇尼的获奖是行贿的结果。1994年意大利司法部调查前健康和卫生部部长波乔利尼受贿案，在审讯中波乔利尼除了供认他的受贿行为外，还交待说，为了让蒙塔尔奇尼获得1986年的诺贝尔生理学或医学奖，意大利的一个药厂曾向诺贝尔奖基金会赠送了高达14亿里拉的巨款。这家药厂就是蒙塔尔奇尼所服务过的菲迪亚公司下属的一家药厂，而实际上行贿也是菲迪亚公司所为。

菲迪亚公司的行贿是有计划的，他们认为，如果蒙塔尔奇尼能获奖，今后该公司的所有医药产品都将会产生巨额利润。公司先是拉拢瑞典卡罗林斯卡医学院诺贝尔奖评选委员会中任评委的教授，先是请这些教授们免费旅游，送给他们个人不少好处。后是该公司授予这些教授一些只拿钱不干活的顾问头衔。再以后是该公司把行贿的目标瞄向以前的一些诺贝尔奖获得者。通过层层铺垫，形成了蒙塔尔奇尼获奖的名声和舆论，并让蒙塔尔奇尼于1986年如愿以偿。

　　对这个丑闻，诺贝尔奖基金会和评委会予以了全盘否认。诺贝尔奖基金会的常务董事米歇尔·索尔曼驳斥说，波乔利尼所供事实是完全不可能的，是根本不了解诺贝尔奖评选的操作过程而作出的猜测。诺贝尔生理学或医学奖评委会主席也公开声明，认为诺贝尔奖评委会收受贿赂这样的事和对此事的指责毫无根据。但他承认菲迪亚公司当时的确是支持过神经药物的研究，同时也确实给过瑞典的一些研究人员以支持，但这和诺贝尔奖的评选是两码事，完全不能同诺贝尔奖扯到一块儿，同日而语。

　　尽管此事后来不了了之，但有了历史上的这块阴影，就不难理解诺贝尔奖评委会在今天是如此"过敏"和小心，因为指责他们受贿的事不能再发生了，而且也决不能让诺贝尔奖的公正和权威性受损，甚至被怀疑。

　　那么，中国人应当如何看待此事呢？首先，所谓清者自清浊者自浊。如果身正不怕影斜，就不应当担心瑞典的调查，更不应当有愤怒和反感，因为，这是诺贝尔奖评委会和瑞典司法系统的正常做法，也是其严谨和科学精神的体现。这只能为诺贝尔奖增光，而不是玷污诺贝尔奖。

　　其次，中国科学界也应当考虑，以中国文化的好客和送礼，以及按国内各种奖项的评选规则和潜规则来办事而不与国际的评选规则接轨，中国是离诺贝尔奖更远呢还是更近？更何况，诺贝尔奖首先需要的是实力和真正的成果。

第十章

手稿、奖章和奖金

诺贝尔奖获得者的手稿、私人信件和奖章同样蕴藏着很多不为人知的故事和秘密，
对于了解诺贝尔奖和人类文化同样至关重要。

诺贝尔奖得主私人手稿引出的故事

在基因时代，人们自然不会忘记在生命科学史上具有划时代意义的DNA双螺旋结构的发现，以及这一发现对人类了解自身，了解我们从哪里来将要到哪里去的这些本质问题的重大意义。眼下，一些DNA双螺旋结构发现者的私人手稿和信件再次揭示了科学史上一些鲜为人知的故事与细节。它至少会使我们对科学研究和发现有着更为深刻和客观的认识。

不该被遗忘的人和事

1962年10月，瑞典卡罗林斯卡医学院诺贝尔生理学或医学奖评选委员会宣布，当年的诺贝尔生理学或医学奖授予英国的莫里斯·威尔金斯（Maurice Wilkins）、英国的弗朗西斯·克里克（Francis Crick）和美国的詹姆斯·沃森（James Watson），理由是他们发现并证明了细胞核DNA的双螺旋结构，这对于研究和认识生命现象与本质具有重要的意义。

消息传出，有人欢喜和庆贺，有人却感到迷惑和不解。感到迷惑不解的人自然是知道一些底细的人。他们认为该年度的这项科学大奖有一些不公平。因为它遗漏了另外一名发现DNA双螺旋结构的重要人物和首创者——英国女科学家罗沙琳德·弗兰克林（Rosalind Elsie Franklin）。是弗兰克林与维尔金斯首先拍摄下了DNA的X光衍射照片，并说明DNA的结构可能是双螺旋，后来才由克里克和沃森进一步对此假说进行了深入论证。可以说，DNA双螺旋结构理论的确立乃是4位科学家的功绩，而首创者应数弗兰克林。

如今，一位美国私人收藏者获得的克里克、沃森和弗兰克林的部分私人

162

文稿与信件进一步证明了弗兰克林对划时代的DNA双螺旋结构的发现功不可没。美国人杰里米·诺曼（Jeremy Norman）是一位专门收藏诺贝尔科学奖得主手稿的"名人"。他收藏的几乎是世界顶尖级科学家的手稿、论文原件、校对样、图片等。发现DNA双螺旋结构并获得1962年的诺贝尔生理学或医学奖的维尔金斯、克里克和沃森的部分论文手稿私人信件已经被诺曼收入囊中。其中的一封信证明，弗兰克林这位女科学家不应当被人们和历史忘记。

在美国旧金山诺曼的收藏档案中，注有"克里克"的辞条包含了克里克与沃森合作于1953年发表于《自然》杂志的发现DNA双螺旋结构文章的校样。诺曼没有说这份重要的文章校样是如何获得的，只是说是从第三者那里得到，而第三者是几年前从克里克本人那里获得的。当然，诺曼也拥有一部分詹姆斯·沃森的手稿和一个闪着光泽的DNA双螺旋模型。另外一卷装订本收藏的是罗莎琳德·弗兰克林与其他科学家同事的通信信件。正是这些材料揭示出DNA双螺旋结构发现的一些真实轨迹和真相。

姑且不论诺曼是否从收藏中获得了巨额利润，仅仅从科学和文化研究方面的意义来看，这些收藏品的意义就可能价值连城。这种价值首先表现在揭示科学发现的一些真相和细节，透过这些真相，可以理解人类科学发现的思维方式和探索轨迹。

比如，谁都承认，DNA双螺旋结构的发现在人类认识生命现象和本质方面具有划时代的意义，但是双螺旋结构是怎样发现的，发现者的思想火花源自何处，过程和细节是怎样的，有多少人对此做出了贡献等等，如果不作深入探讨是无法说明真相的，也同样无法给人类留下宝贵的经验和遗产。

DNA双螺旋的创意来自何方

在获得大多数诺贝尔科学奖的英美科学界流传着这样一种说法，诺贝尔奖得主的创意许多是来自喝下午茶。也许这是一个事实，但是还有相当多的创意并非来自喝下午茶，DNA双螺旋结构的创意就是另一种方式，是在前人发现的基础上自然引申出的合理推论，有着类推或抛砖引玉的效果。

在诺曼收藏的诺贝尔奖得主的稿件与信件中，有一封弗兰克林与沃森和克里克的通信，这封信证明了弗兰克林对发现DNA双螺旋结构功不可没。信中，克里克和沃森对弗兰克林说，她和维尔金斯的DNA双螺旋结构X线衍射图片对他们启发很大。透过这封信，事实的真相大概可以描述如下：

沃森和克里克关于DNA双螺旋结构的创意和灵感最初是来自弗兰克林和维尔金斯的研究。当时，沃森和克里克在英国剑桥大学的卡文迪什实验室工作。有一天他们查找资料时发现了一个让他们激动不已的发现。早在伦敦国王学院威尔金斯实验室工作时，弗兰克林就发现并拍下了DNA的X线晶体衍射图片。在这一图片上，浓密的细胞核DNA呈现出约隐约显的螺旋结构。实际上这一研究结果就是1953年4月5日罗沙琳德·弗兰克林和莫里斯·维尔金斯发表在英国《自然》杂志上的一篇不同凡响的文章，他们在文章中说，他们采用X线衍射技术发现，DNA是一些长分子链，它们的排列呈双螺旋状。

这个图片上的也是真实的DNA外观结构让沃森和克里克头脑突然迸发出了一道闪电，DNA的实际结构也许是双螺旋形状，但是他们需要证明其中的分子是如何排列的。多年后，沃森和克里克也一直承认，他们的研究成果最初受启发于弗兰克林。

受到弗兰克林和维尔金斯研究成果的启发，后来沃森和克里克在研究中证明DNA中的分子——碱基腺嘌呤、鸟嘌呤、胞嘧啶和胸腺嘧啶是成双成对地排列在交互缠绕的两股多核苷酸长链上，他们据此认为DNA分子是一种双螺旋结构，由2条互相缠绕的多核苷酸长链组成，脱氧核糖和磷酸排列在每条链的外侧，而4个碱基对则排列在内侧，DNA双螺旋结构的理论由此而建立。

真相说明什么

显而易见，当1962年瑞典卡罗林斯卡医学院的诺贝尔生理学或医学奖评委会宣布当年的医学奖得主时，他们落下了弗兰克林。于是，在DNA双螺旋结构的发现上面，科学史上一直埋没和贬低了罗莎琳德·弗兰克林，她的贡献一直没有得到承认。

对此结果，当时和后来一直有人要求诺贝尔奖评委会给一个"说法"。诺贝尔评委会解释说，这是早年诺贝尔立下的规矩：诺贝尔奖只发给那些为人类和社会发展做出了极大贡献并且在世的人。但是，弗兰克林由于患卵巢癌而于1958年去世，因此诺贝尔奖自然不能授予弗兰克林。

姑且不论这一说法是否合理和经得起推敲，其实诺贝尔奖评委会还有一个心头的尴尬没有说出来。按诺贝尔奖评选的不成文规定，一次授奖的个人不能超过3人。DNA双螺旋结构的发现，显然是4个人的主要功绩，如果弗兰克林健在，这肯定会难倒评委们。只是弗兰克林的因病去世，为诺贝尔奖评委们创造了一个天造地设的机会，获奖者刚好3人，评审既能各方如意，评委们也不会无从选择和良心有愧。即使有人询问，也可以搬出"祖宗的规矩"来应答，可谓两全其美。

对诺贝尔奖评委会的这种解释和后来科学史上发生的一些现象，美国的科学社会学家哈里特·朱克曼（Harriet Zucherman）曾作过评价。她认为诺贝尔奖只是授予那些收获者，而不是那些播种者；只给予那些继承者，而不是创始者。弗兰克林的未能获奖就是一种典型的诠释。

在诺曼的个人收藏档案中，虽然弗兰克林与沃森和克里克的通信极其少，但是，知道情况的科学史家认为，仅此一封也足够说明真相了。另一方面，诺贝尔奖得主的资料和信件也能让人了解到科学家生活中的一些幕后情况。比如，在公开出版的书籍中，克里克与沃森对两人竞争确定DNA双螺旋结构的生动描绘就有自相矛盾之处。在诺曼收集的档案中，沃森曾说他从没有看到过克里克有过"最谦虚的态度"。

由此可见两人存在着合作与竞争的微妙关系。竞争、合作与承接前人的思维并合理发挥，这些正是科学发现和创造的一些规律。

诺贝尔奖手稿可以拍卖吗

想要发财吗？想要解秘并成为科学史家吗？想要成名吗？诺贝尔奖获得者出售自己的手稿合乎道德吗？如果是，请收藏诺贝尔科学奖获得者或名人的手稿。

收藏名人的手稿和文件起于什么时候大概不好确定。但今日收藏之集大成者莫过于对美国每届总统的文件和资料的收藏。每位总统御任后所有的文件与资料都要收集起来，成为前任美国总统图书馆。美国有多少位总统，这样的图书馆就有多少个。当然这种收藏是政府行为。

诺贝尔奖得主手稿的收藏：从文学转向科学

个人的手稿收藏行为刚开始可能是名作家和政治家的手稿，后来扩大到其他名人，尤其是诺贝尔奖获得者，收藏似乎就成为一种职业。尽管收藏者都不会承认自己赚了钱，但事实证明要收藏名人的手稿必得有一些实力，不是富翁一般玩不起收藏。比如，莎士比亚、列夫·托尔斯泰等名家的手稿在英国或美国被一些个人收藏就动辄出价百万英镑(美元)。

然而，尽管收藏者很有钱，玩的是心跳和烧钱的游戏，但这样的收藏有无价值很是受人质疑的。比如，诺贝尔文学奖获得者的手稿，就屡屡受人讥评。因为得奖者本身都不一定名符其实，把其手稿收藏起来就更无意义了。著有《诺贝尔奖——一部天才、争议与声望的历史》一书的作者费尔德曼就尖锐地说，你差不多可以删去前20年的获奖者，这是一群不合格的作者，他们都是近水楼台的瑞典人或是斯堪的纳维亚人。

但是大多数人也承认，诺贝尔奖之所以有庄严、崇高和权威的象征和地位，全得归功于较为客观、公正和货真价实的诺贝尔物理学、化学和医学奖。于是这3类奖得主的所有一切也变得珍贵起来，其中更为珍贵的是他们的获奖文章手稿。因而收藏这3类奖，就成为一种时尚，甚至成为一些人的职业与嗜好。

美国人杰里米·诺曼就是这样一位专门收藏诺贝尔科学奖得主手稿的"名人"。如果要问诺曼收藏了多少诺贝尔科学奖得主的手稿，说出来也许会让人吃惊。他收藏的几乎是世界顶尖级科学家的手稿、论文原件、校对样、图片等。下面一些事实可能说明诺曼的收藏品的意义。发现DNA双螺旋结构并获得1962年的诺贝尔生理学或医学奖的弗朗西斯·克里克(英国)的论文手稿已经被诺曼收入囊中。

与此同时，詹姆斯·沃森（美国）和莫里斯·威尔金斯(英国，与沃森和克里克一道分享1962年的诺贝尔生理学或医学奖)的部分手稿与资料也被诺曼收藏。因发现病毒和病毒病而获1969年诺贝尔生理学或医学奖的马克斯·德尔布吕克(美国)的部分手稿也到了诺曼的档案馆。艾伦·克拉格(英国)因在测定生物物质的结构方面有重大贡献而获1982年的诺贝尔化学奖，他的获奖论文手稿也被诺曼收藏。英国剑桥医学研究会分子生物实验室(LMB)马克斯·佩鲁兹（英国）由于对血红素蛋白结构研究的贡献而与同是英国的研究人员约翰·肯德鲁分享1962年的诺贝尔化学奖，他也把获奖论文手稿"卖给"了诺曼。

收藏的动机

上述这些人只是诺曼所透露的一部分诺贝尔奖得主，其实诺曼的收藏还包括其他一些诺贝尔奖获得者和名人，例如，西德尼·布伦纳。

诺曼为什么要收藏这种具有科学和文化双重价值的东西呢？

有人认为，在诺曼身上似乎拥有收藏这类科学文化宝藏的基因，他的收藏行为是天生的。这得从他的家庭出身谈起。诺曼的继父是美国旧金山市的一位精神病学家，他集毕生精力自己出资修建了一个医学图书和资料馆。如今诺曼这名50多岁的商人子承父业，又干起了收藏珍贵图书和手稿的行当，而且已经干了30多年。

诺曼自己创建了一个独特的文件档案收藏——专门收集涉及分子生物医学的文件和物品。经过4年多的努力，诺曼不动声色地收集到了世界公认的在重要杂志上发表的具有里程碑意义的文章、实验记录、信件、图片、文章和著作校样、手稿等。这些收藏品自然包括一些世界最优秀的生物医学研究人员、科学家和诺贝尔奖得主的文章及手稿。

诺曼对自己收藏这些资料的第一个承诺是，向科学史家开放，并供他们使用。目前这些收藏只是存放在一个秘密安全的地方，所有材料都存放在诺曼的安全住处的一些双门大冰箱。根据档案学的分类原则，诺曼自己和专门请来的一些可信任的专家也已经分门别类地把这些资料装订好了，并编写了每一个领域的奠基人和重大发现者的索引和辞条。以后要等到诺曼在旧金山的郊外修起一个永久的收藏馆才把这些重要的收藏放进去。

诺曼收集名人和诺贝尔科学奖得主的资料也来自于他的生活经历。从少年时代他就收集稀有书籍和文件。从大学获得历史学学位后，他就开了一个商店，专门出售稀有书籍，特别是科学方面的。诺曼的收藏总是走在市场前面，而且一般都是技术和科学文件和资料。比如，现在他收藏有比较详尽的航天航空资料，从航天的探索到1957年苏联的卫星一号升天的资料。他也收集有计算机和信息技术的全面资料，从17世纪的计算机到1976年的信息技术。

不过，诺曼现在认为，他决不会把分子生物医学档案材料拿来用作商业贸易。这些材料将贡献给公共研究所和院校，如他的母校——加利福尼亚大学伯克利分校。此外，历史学家和其他研究人员也可以查看这些材料。话虽是这么说，但也有相当多的人怀疑，诺曼作为一个精明的商人，的确找到了发财的最好方法，否则他不会花大价钱去收买和保存这些在一般人看来毫无价值的东西。当然谁也不知道他花了多少钱收集这些珍品，而且还有多少珍品是没花钱而靠"蒙骗"而来的。

在一些人看来，诺曼对诺贝尔科学奖得主手稿和资料的收藏价值不可估量，时间越长，意义越大。因为这是世界文化和科学的最宝贵的珍品。但在另一些人看来，如果不把它们转化成金钱就一文不值，还占地占空间和倒贴保管费。

姑且不论诺曼是否已经从收藏中获得了巨额利润，仅仅从科学和文化研究方面的意义来看，这些收藏品的意义就可能价值连城。这种价值首先表现在揭示科学发现的一些真相和细节，透过这些真相，可以理解人类科学发现的思维方式和探索轨迹。比如，谁都承认，DNA双螺旋结构的发现在人类认识生命现象和本质方面具有划时代的意义，但是双螺旋结构是怎样发现的，发现者的思想火花源自何处，过程是怎样的，有多少人对此做出了贡献等，如果不作深入探讨是无法说明真相的，也同样无法给人类留下宝贵的经验和遗产。

质疑个人收藏诺贝尔奖得主的手稿

虽然诺曼的分子生物医学档案材料对理解早期的分子生物医学历史是一种难得的宝藏，但个人收藏名人的东西也许会招来反对。比如，有人认为，诺曼收藏的许多人的资料是个人所拥有，而不是作为公共博物馆向人们开放的东西。将个人的东西收集来暴露于公众可能会涉及隐私问题。

另一方面，一些科学史家担心，个人无法持久地保存所收集的珍贵的科学与文化材料，而且安全也难以得到长期的保证，最终它们会被破坏，并且被出售，连同那些收藏者的房屋和其他财富一同无声无息地消失。一个有力的例子来自诺曼的父亲。实际上作为医学文献收藏家的诺曼的父亲的收藏也在后来一点一点地被克里斯蒂拍卖行公开拍卖了。美国马里兰的美国物理学史和物理学研究中心主任史宾塞·威尔特更提出了不同的意见，档案具有永久性，人们需要一家研究院所而非私人来控制和保存。这个观点似乎是世界各国学术界都共同认可的。例如，中国数学家陈景润"哥德巴赫猜想"的"1+2"的论文手稿就是被国家博物馆(中国革命历史博物馆)保存的。

但是诺曼认为，这些批评都不值得一驳。他说，在他获得这些文件资料前，所有这些著名人士的文章都被忽视，弃之如弊履。它们只是静悄悄地放在不知什么角落里，无人问津，无人重视。如今你一旦收藏了这些东西，人们又惊叫起来，认为只有公立研究院所才有资格保存它们，个人不能收藏这些资料。这显然是不公平的。

这两种意见反映了诺贝尔奖和名人手稿收藏的矛盾。一般人认为只有政府和公立研究院所才有资格和能力收藏诺贝尔奖得主和名人的手稿，如美国的前总统图书馆。但是，公立研究院所的收藏有两个明显的弱点，一是不付费，只让所有者捐赠；二是对诺贝尔奖得主和名人的手稿保存乏善。

比如，加拿大蒙特利尔魁北克大学的档案学家马塞尔·加雅就持这种意见。加雅是一位公共档案收藏的支持者，但是他承认大学和图书馆只是花钱来编目录和收藏科学家捐赠的文稿，而不会花钱买科学家的手稿，而且保管也不是很到位。与沃森和克里克一道分享1962年诺贝尔生理学或医学奖的威尔金斯更直率地说，大学或公共图书馆对名人的文件手稿并不会精心照料和保管。他回忆说，在20世纪80年代中期，他想查阅他的导师约翰·兰德尔的论文，却非常困难。他艰难地跋涉到英国剑桥大学的丘吉尔图书馆，却发现导师的论文手稿等资料只不过是胡乱地堆积在箱子中，毫无头绪。最后还是在各方催促下，图书馆才对兰德尔的文稿编目。

对诺贝尔奖得主手稿流失的担心

欧洲一些学者对类似诺曼这样的个人收集名人档案最终是否会破坏这些档案并不担心，他们担心的却是科学文献离开了它们所产生的国家，流失他国，造成财富外流。

例如，英国历史手稿委员会主席罗德·宾汉姆写信给1982年诺贝尔化学奖得主艾伦·克拉格，表达了他对以英国优秀分子生物学家为代表的手稿流失海外而致英国遗产丢失的极大关注。后来英国皇家学会主席也向克拉格表达了同样的关心，显然前两位专家是在得知克拉格把自己的手稿卖给诺曼收藏后而采取的行动。克拉格是因为研制出了结晶体电子显微镜和研究了在核酸与蛋白质之间形成的复杂关系而获1982年的诺贝尔化学奖的。宾汉姆的这封信和皇家学会主席的询问多少使得克拉格处于微妙的境地。

早在1973年英国皇家学会和历史手稿委员会就组成了一个单位，专门为当代科学家的档案编目。不知是什么原因，也许是经费问题，如今设立在英国巴思大学的这一档案编目单位却鼓励把文献捐赠给科学家现在所属的研究院和学校，或其他公共图书馆。显而易见，这种做法无法获得诺贝尔奖得主的认同。例如，克拉格就把自己的原稿出售给了诺曼，而非捐赠给他所在的研究所——剑桥医学研究会分子生物实验室(LMB)。原因也许是能获得一大笔报酬。

但是对英国历史手稿委员会的询问，克拉克向《自然》杂志解释了他将手稿卖给诺曼的原因。他说，收藏者向他保证，收藏品最终将捐赠给美国主要的学术院校，它们将会被安全地保存，而且向研究人员自由地开放。

科学家该不该出买自己的文稿

从表面看，克拉格的回答天衣无缝，对英国历史手稿委员会的询问有一个圆满的回答。但是，克拉格的行动毕竟好像不能让人满意。因为他和其他一些诺贝尔奖得主是把自己的手稿或资料出卖给了私人收藏者，是用自己的手稿换来了金钱。尽管钱的数额没有透露，但估计不会是小数。

而在一般人看来科学家出售他们的手稿的做法一直被视为是令人厌恶的行为。无论哪种文化的伦理都认为科学家应当是耻于谈钱和不应当沾上铜臭。更何况，有相当多的人认为，科学家已经名利双收了，又不缺钱花，社会地位也极高，为什么还要为钱而出卖自己的手稿呢？而且与自己所得收获比较，出卖手稿所得报酬毕竟是一个小数，难道可以为了一点蝇头小利而坏了一世清白名声。更何况科学家和知识分子肩负社会理性与良知的重任，因此才称他们为社会的中坚和砥柱。也因此，知识分子更应该为社会做出表率，而不能钻到钱眼里去。

无论怎样解释，诺贝尔奖得主出售自己的文稿而不是捐赠，的确与金钱有关。于是国际权威的科学杂志之一——英国的《自然》杂志派记者采访了几位"涉嫌出卖"文稿的科学家。但是没有一位科学家愿意正面谈论这个问题。那些文稿确实已被诺曼档案库收藏的科学家更不愿意谈论这个问题。当英国《自然》杂志的记者采访克拉格和威尔金斯时，他们要么王顾左右而言他，要么公开拒绝谈论他们所获得的经费。同样，LMB的马克斯·佩鲁兹也把手稿卖给了诺曼，但听到记者询问出售文稿所得时，竟很不耐烦，拒绝谈论出售手稿获得的报酬。

既然诺贝尔奖得主拒绝谈论手稿出售的情况，就说明科学家至少是耻于言利的。但众多诺贝尔奖得主出售自己的手稿又必然与金钱有关，而且其后面流传着许多关于金钱倒手的谣言和小道消息。虽然科学家不好正面来反驳对自己出售手稿的批评，但通过其他一些渠道，他们也透露了自己的看法。

科学家认为，虽然研究成果是在大家帮助下获得的，但那毕竟是科学家个人劳动的成果，否则为什么诺贝尔奖只颁发给个人而不颁发给集体。既然科学研究成果这样大的收益会以专利形式得到保护和以诺贝尔奖的形式得到鼓励，那么科学家出售自己的手稿又有什么大惊小怪的呢？而且一旦科学家陷入生活贫困之中，这样的出售更是合情合理。

事实上，世界上富裕起来的科学家只是少数。连报酬极高的体育明星都可以拍卖自己的奖杯、奖章，为什么科学家不能出售自己的含金量更大，更能造福于人类和社会的原始稿件呢？退一万步说也有利于学术研究，更何况这样的稿件出售所得与实际价值并不相符，出售只是一种象征意义，更重要的意义是一种精神和荣誉。此外，作为人类科学和文化珍品的文章原稿不能得到应有保护和善待，也是造成科学家出售给私人保管的原因。如果这样的问题不能解决，让科学家不计金钱而捐赠自己的手稿也是勉为其难。

收买还是骗取手稿

然而在诺贝尔奖得主和科学家出售手稿的运作中，一些科学家并非是以稿换钱，其中还存在着一些复杂的现象，科学家甚至有被蒙骗的情况。

比如，诺曼的私人收藏档案代理人是美国加利福尼亚技术学院的认知神经科学家阿尔塞克尔，他常常利用空闲时间做科学文献的交易，而且成交量还不少。阿尔塞克尔似乎是主动提出为诺曼档案馆购买文献的。如果科学家手稿的真迹成交，诺曼则会复印一份返还给科学家，作为他们自己保存的部分。

但事实上，也有一些科学家免费将自己的手稿提供给阿尔塞克尔。法国分子遗传学中心(法国国家研究机构之一)的退休研究人员维托里奥·鲁扎提曾与弗兰克林一起工作过，直到1958年弗兰克林患卵巢癌去逝，他们一直保持着最亲密的朋友关系。2000年初，在克拉格为阿尔塞克尔作保证后，鲁扎提提供了阿尔塞克尔一封弗兰克林的手写信和部分科学论文的打印稿。然而报酬的事却只字未曾提及。鲁扎提说，"我没有收取报酬，我不想要钱。"

此外，鲁扎提还把他与弗兰克林的相片集借给了阿尔塞克尔，而这些相片都已经没有底片了。鲁扎提说，阿尔塞克尔只是想利用他的相片集来复制数码像片，以充实诺曼的档案库，一旦复印件做成，就会退还原件。但是，当《自然》杂志的记者访问诺曼档案馆时，鲁扎提的相片原件仍然存放在诺曼的档案集中。诺曼说，他并不觉得有任何协议规定需要归还这些图片，但是眼下他打算这么做。也即是说他归还不归还图片集都有充分的理由。

诺曼收集诺贝尔奖得主文稿的行为与法国另一位私人收藏者鲁扎提的行为如出一辙，但鲁扎提的做法却太为善良。1999年底，中国一位并不算富裕的民间收藏者发现法国一位到过中国的下级军官曾拍摄下了清末民初中国云南城乡人民的实际生活写真集。他立刻意识到这是一批了解自己民族的极好的文化和历史资料，便要求收买这些照片。但收藏者是已故军官的下一代，他们不愿出卖底片，只是可以出卖翻拍权。为此，这位中国收藏者在极其苛刻而艰苦的条件下雇专业摄影师在收藏者指定的条件下翻拍，花费约折合100万元人民币。自然，这批翻拍图片回国后展出，引起了极大轰动。也许这批照片的历史、文化和教育意义远非这100万元所能买断。

回过来说，对于诺曼的收藏，一些英国专业人员认为诺曼显然有自己的意图。布伦达是英国另一家媒体的记者，也是《自然》杂志前编辑约翰·麦道克斯的妻子，她在今年3月份访问过诺曼的档案馆，她也把弗兰克林的图片当作研究对象之一。当她在诺曼的档案馆中看到弗兰克林的图片时，她的脑海里不断闪现出踏破铁鞋无觅处，得来全不费功夫的感叹，"这正是我要找的东西"啊！

可是，不知保管着如此重要的人类精神文化和科学财富的档案学家们会不会知道，将来会有多少研究人员会有这样的感叹呢。而且由私人来收藏人类科学和文化珍品的举措是否适宜呢？

拍卖诺贝尔奖奖章的多赢结局

2014年12月4日，美国86岁科学家詹姆斯·沃森决定拍卖他的诺贝尔奖奖章，由此将成为首位在世时便拍卖奖章的诺奖得主。凭借发现脱氧核糖核酸双螺旋结构，沃森1962年与英国科学家弗朗西斯·克里克、莫里斯·威尔金斯共同摘取诺贝尔生理学或医学奖。

不过，沃森不是第一个拍卖诺贝尔奖奖章的人。克里克2004年去世后，其家族于2013年4月以227万美元价格拍卖了他的诺贝尔奖章。沃森拍卖诺贝尔奖奖章的唯一特点是，他是第一个在世的诺贝尔奖获得者拍卖自己的奖章。

佳士得拍卖行介绍，沃森的诺贝尔奖奖章有望拍得350万美元。沃森这么做并不是因为像某些曾经辉煌的运动员那样，晚年生活潦倒，而是为了科研，至少打算把部分拍卖所得用于支持科研项目，"我期待进一步作出慈善贡献……以便继续尽我所能让伟大思想和庄重氛围萦绕在学术界"。

2014年12月10日，俄罗斯富商阿利舍尔·乌斯马诺夫(Alisher Usmanov)拍下了这枚奖章，拍卖价格高达480万美元，远远超过当时拍卖的估价，沃森本人可得410万美元。乌斯马诺夫61岁，是俄罗斯电信和钢铁大亨。根据福布斯杂志排名，其财产达158亿美元，是俄罗斯首富。他同时也是英国足球俱乐部阿森纳的股东之一。

乌斯马诺夫通过伦敦公关公司发表声明，他正是上周拍得诺贝尔生物奖得主詹姆斯·沃森(James Watson)奖章的匿名买家，并表示他将把奖章归还86岁的沃森。乌斯马诺夫同时表示，一名出色的科学家被迫出售认可其成就的奖牌是不可接受的。"詹姆斯·沃森先生是人类历史上最伟大的生物学家之一，他因发现脱氧核糖核酸结构而得到的奖章必须属于他自己。"

乌斯马诺夫曾经在拍卖前联络沃森，表示希望他停止拍卖，并愿意对他进行捐助。不过沃森更希望看到事情如何发展。对于拍卖的结果，沃森感到喜出望外，因为他能够拿回奖章而且也得到一笔名义上的拍卖费（资助资金）。沃森还表示，"他也为此感到羞愧。"沃森表示将把大部分款项投入他从事研究和工作的机构，其余则用于养老。

拍卖奖章后，不仅拿到了钱，就连奖章也物归原主，这是一个皆大欢喜、各方多赢的结局。不过，这种多赢的结局可以体现在多个方面。

就沃森拍卖其诺贝尔奖奖章首先要明确的是，可以排除一些之前对沃森拍卖奖章原因的种种猜测。有两种说法比较典型，一是沃森穷困潦倒，生活难以为继；另一是沃森要重新吸引眼球。然而，沃森并非穷困潦倒，更不会生计维艰。因为，即便他辞去了将近40年冷泉港实验室主任的职位，他也还有学术研究收入，当然不乏退休金。同时，尽管由于因为种族歧视言论（把种族与智商联系起来）而成为没落人物，但是，拍卖奖章未必就能让沃森成为风云人物，就像当年获奖一样。

沃森的拍卖其诺贝尔奖奖章最大的意义是在扩大和实现该奖的最高附加值，因为，以他现在86岁的年龄，如果再不做这件事，可能就会晚了。

诺贝尔奖的价值当然是有多方面，既有限，又无限。如果仅从经济价值来看，其有限在于只有当时获奖的100多万美元。诺贝尔奖价值的无限当然既在于经济的，又在于科学、文化和政治方面的。例如，通过诺贝尔奖揭示的真相和成果造福于人类社会和吸引更多人的投身于科学就是无限价值的体现。

不过，从经济角度看，诺贝尔奖的有限性却可以通过附加值来提升和扩大诺贝尔奖的无限性。诺贝尔奖的附加值当然不等同于某种产品的附加值是要通过企业的内部生产活动等创造产品附加值和通过市场战略在流通领域创造产品附加值，而是指通过诺贝尔奖的光环和荣誉产生的附加值。

不仅是商家，就连获奖者早就知道，与诺贝尔奖荣誉沾边的任何东西都可以获得经济价值，沃森本人更是深明这一点。所以，此前沃森已经拍卖了自己获得诺贝尔奖的获奖感言手稿及其诺贝尔主题演讲稿。这两个稿子分别卖出了36.5万美元和24.5万美元。不仅如此，2013年，与沃森共享诺贝尔奖的另一位得主弗朗西斯·克里克将其于公开发表研究结果前数周向他儿子解释DNA结构的书信《生命的奥妙》公开拍卖，拍得606万美元，也打破了世界纪录，实拍价格超过了预估的3倍，成为拍卖史上拍价最高的书信。

沃森和克里克的做法显然都让诺贝尔奖获得了高附加值，但是这种高附加值并非贪婪，因为，即便拍卖所得的钱财都用于研究人员的生活和研究，也无可厚非，甚至更有意义。正如乌斯马诺夫称，他的父亲死于癌症，因此，他很重视沃森的研究成果对癌症治疗的贡献。如果乌斯马诺夫付出的费用直接或间接用于了癌症研究，这个诺贝尔奖的附加值就不仅更高，也符合公平公正原则。更何况，沃森称要将拍卖所得大部分款项投入他从事研究和工作的机构，其余则用于养老。

沃森等人拍卖诺贝尔奖奖章的另一个多赢意义在于，这拓宽了科研资金的来源，把民间和富豪的资金吸收到科研中。尽管世界各国政府都支持和扩大对科研的投资，但有的多有的少，多者如美国，对科研投资占其GDP总量的2.8%，较多者如欧盟28国，科研投入占GDP的1.96%，后来者居上的中国也将GDP的1.98%投入到了研发当中，但是，科研经费不足是一个世界性难题。

为了解决这个问题，鸡蛋就不能也不可能来自一两只鸡，而是要广泛吸引投资或资本，民间和富人的资金就是最好的来源。现在沃森和克里克吸引富人的资金显然开了一个好头，也指出了一个方向。这实际上也是给富人如何使用资金指明了一条出路，是富人避免在巨富中死去的耻辱的有效方式。

当然，这次沃森拍卖其诺贝尔奖奖章也让富豪乌斯马诺夫成为赢家，因为他不仅成功地与诺贝尔奖沾上了边，而且也让自己的财富更洁净和升值。没准日后他会因此而赚更多的钱，而且也会因为他投资了对癌症研究而让其有更好的名声。

诺贝尔奖奖金的变化

1896年12月10日诺贝尔去世后，瑞典政府在一些国家的帮助下，基本弄清了诺贝尔在本国和其他一些国家的财产，主要有：瑞典5796140瑞典克朗，挪威94472.28瑞典克朗，德国6152250.95瑞典克朗，奥地利228754.2瑞典克朗，法国7280817.23瑞典克朗，苏格兰3913938.67瑞典克朗，英格兰3904235.32瑞典克朗，意大利630410.1瑞典克朗，俄国5232773.45瑞典克朗，总计33233792.2瑞典克朗。

按照诺贝尔的遗嘱，其遗产的大部分用作主要基金，即奖金基金，约为2800万瑞典克朗，剩下的一小部分用来设立建筑物基金（行政大楼和每年举行授奖仪式使用的大厅租金）和组织基金，5项奖金机构各有一份组织基金，用来支付各自的诺贝尔学会的组织费用。2800万瑞典克朗当时约合920万美元，当时的年利息约为20万美元，这些利息即奖金的来源。

按照诺贝尔当初的意愿，较为理想的诺贝尔奖金额，应能保证一位教授20年不拿薪水仍能继续他的研究。但是，随着时代的变化、经济的发展以诺贝尔基金会管理和运作，100多年来，诺贝尔奖奖金金额一直在不断变化。在1901年第一次颁奖时，诺贝尔奖的每项奖金数额约为15万瑞典克朗，约合4.2万美元，相当于一位教授20年的工资。

但是，由于通货膨胀和理财乏力，到了20世纪30年代，诺贝尔奖金已只相当于1901年的三分之一。为此，诺贝尔基金会改变了投资和理财方法，增加了在债券、股票、房地产等方面的投资，获得较高回报，诺贝尔基金不断增值积累，诺贝尔奖金金额也在逐年增长。20世纪80年代之后，每项奖金的数额增加到100多万瑞典克朗。到了90年代，每项奖金数额又有较大增长。

1991年，诺贝尔奖每项奖金达到600万瑞典克朗，1992年为650万瑞典克朗，1993年达到670万瑞典克朗，当年的这一数额约合84万美元。1996年的每项奖金增加到740万瑞典克朗，当年约合112万美元。2000年诺贝尔奖五大单项奖和诺贝尔经济学奖达到了900万瑞典克朗，约合100万美元。2001年诺贝尔奖百年华诞时，诺贝尔奖每项奖金金额达到1000万克朗，约合140万美元，此后便一直维持在这个水平左右。如2008年和2009年的诺贝尔奖金都是1000万瑞典克朗，约合140万美元

2015年每项诺贝尔奖的奖金为800万瑞典克朗，约合92万美元。

图书在版编目(CIP)数据

诺贝尔生理学或医学奖与人类文化. 第一辑, 闻香识女人 / 宋立新, 张田勘著. — 北京：
中国科学技术出版社, 2016.1

ISBN 978-7-5046-7028-1

Ⅰ.①诺… Ⅱ.①宋… ②张… Ⅲ.①诺贝尔生理学或医学奖 – 介绍 Ⅳ.①R33

中国版本图书馆CIP数据核字(2015)第280545号

策划编辑	杨虚杰
责任编辑	王卫英　张　宇　汪晓雅
装帧设计	林海波
责任校对	刘洪岩
责任印制	徐　飞

出　　版	中国科学技术出版社
发　　行	科学普及出版社发行部
地　　址	北京市海淀区中关村南大街16号
邮　　编	100081
发行电话	010-62103130
传　　真	010-62179148
投稿电话	010-62103136
网　　址	http://www.cspbooks.com.cn

开　　本	720mm×1000mm　1/16
字　　数	290千字
印　　张	25
版　　次	2016年1月第1版
印　　次	2016年1月第1次印刷
印　　刷	北京科信印刷有限公司

| 书　　号 | ISBN 978-7-5046-7028-1/R · 1868 |
| 定　　价 | 68.00元（全两辑） |

（凡购买本社图书，如有缺页、倒页、脱页者，本社发行部负责调换）